GUIDE DU MOUVEMENT ÉNERGÉTIQUE DANS LES STRUCTURES DU CORPS

*Les éditions L'Originel sont animées par
Jean-Louis Accarias*

ISBN 2-86316-042-7

© 1986 – Humanics Limited : « Inner Bridges ».
© Copyright Éditions L'ORIGINEL pour la version française.
55, rue au maire
75003 Paris
Tous droits de reproduction réservés pour tous pays.
Dépôt légal : 4e trimestre 1991.

Dr. FRITZ SMITH

Guide du
MOUVEMENT ÉNERGÉTIQUE
DANS LES STRUCTURES DU CORPS

(PASSERELLES INTERNES)

Traduction de Bruno Ducoux
Préface du Dr. Didier Feltesse

Collection « *Le corps conscient* »

L'ORIGINEL

REMERCIEMENTS

Je souhaite remercier Julia Measures qui m'a la première motivé pour partager l'information ; Myrtle Bradley, Suzan et Steve James pour leur encouragement à écrire ; Gary Wilson qui a rendu possible la rédaction de ce livre, Jodyl Bailey, Cheryle Dembe Brunner, Aminah Raheem, Ed Chin, Roy Capellaro ; Terry Brickley, Jim McCormick, et Gary Dolowich pour leur soutien constant et leurs encouragements ; Sandy et Jim Handley pour la critique du premier manuscrit ; Suzan Sparrow et Hal Zina Bennet pour leur aide quant au style et au contenu ; Carol Riddle pour les illustrations et Jean Picciuolo pour ses dessins de passerelles (dans l'édition originale) ; Lori Annaheim et Linda Benefield pour leur aide dans la rédaction ; mon épouse Betty pour la clarté de son jugement et de ses vues. Enfin, je souhaite étendre ces remerciements à tous les amis, patients et professeurs qui ont partagé mon parcours.

SOMMAIRE

Chapitre 1 : Passerelles entre divers systèmes de référence 13
— La philosophie orientale dans notre monde occidental 16
— A la recherche d'un modèle de corps énergétique 26
— Les ramifications du conduit énergétique 46

Chapitre 2 : Passerelles entre le yoga oriental et les théories occidentales sur l'anatomie 55
— Les relations entre la colonne vertébrale et l'énergie des chakras 60
— L'énergie des chakras : passerelle entre les mondes physiques et spirituels 67
— Le modèle des chakras 76
— Purification du corps et kriyas 83
— L'énergie des chakras et la théorie du développement humain 85
— Les conséquences de la société moderne 89

Chapitre 3 : Fondations de la passerelle énergétique 91
— Percevoir l'invisible 95
— Guide pour l'évaluation à partir du toucher 102
— Évaluation énergétique du corps subtil . 108

Chapitre 4 : Passerelles de réponse 139
— Définitions des critères et principes 142
— Réponses thérapeutiques visibles 147
— Précautions à prendre dans le travail d'équilibration énergétique 164

Chapitre 5 : Passerelles de précautions 175
— Le diagnostic de la maladie 177
— La communication en milieu thérapeutique 189
— Créer une approche en vue de la guérison 198
Chapitre 6 : Passerelles de spéculations 203
— Énergie et mouvement 206
— Relation homéostatique 208
— Les mécanismes corporels de régulation de l'énergie 210
— Spéculations à propos de la respiration et de la vibration moléculaire 217
— Spéculations à propos de la nourriture et de la vibration moléculaire 219
— Interactions complexes des sources d'énergie 224
— Une nouvelle compréhension de la santé et de la maladie 238
Chapitre 7 : Passerelles pour le futur 241
— La vision élargie du corps humain 244
— Une vue d'ensemble du modèle énergétique 245
— Aperçus complémentaires sur la maladie 249
— Le déroulement de la vie et l'épanouissement 250
— Regardons vers le futur 252

PRÉFACE

Je n'ai pas eu la chance de rencontrer le Docteur Fritz Smith mais j'ai tout de suite accepté avec plaisir de préfacer son livre très bien traduit par Bruno Ducoux.

Il existe entre le Docteur Smith et moi-même une grande complicité puisque nous sommes tous deux médecins pratiquant l'Ostéopathie et la médecine chinoise. Nous sommes animés par la même passion la médecine manuelle et la médecine énergétique.

Si il est vrai qu'il n'existe qu'une seule Médecine, comme la Mathématique, nombreuses sont les passerelles entre les différents modes d'approche que ce soit la main, l'aiguille d'acupuncture, le granule ou la seringue. La force de la Médecine disait Mao Tse Toung doit être d'avoir deux jambes la Médecine Occidentale et la Médecine orientale.

Le concept de l'énergie n'appartient pas à l'imaginaire ni à l'ésotérisme comme le croient certains confrères.

La médecine scientifique et la médecine énergétique ne sont pas antagonistes. L'énergie en Occident n'est reconnue comme telle que lorsqu'elle est mesurable, c'est-à-dire lorsque ses effets sont perceptibles par nos appareils de mesure. Pour le physicien l'énergie ne peut être mise en évidence que par le biais des modifications qu'elle provoque. L'énergie se manifeste par un travail, une libération de chaleur ou de lumière. Elle n'est mesurable que par la différence entre deux états. Ainsi sur le corps humain nous pouvons prendre la température, faire un électrocardiogramme ou un électroencéphalogramme et donc mesurer certaines énergies.

Les Chinois il y a déjà plusieurs milliers d'années avaient compris que notre corps est soumis en permanence à différentes énergies et que la maladie ne peut s'installer que si il y a un déséquilibre entre ces différentes énergies. Lorsque John Upledger et Jean-Pierre Barral praticiens ostéopathes mondialement connus et reconnus nous expliquaient en Floride qu'en se servant uniquement de la main comme outil diagnostique nous pouvions faire des tests thermiques et palper cette énergie, nous étions quelques uns à sourire. Nous avions tort, aujourd'hui les plus grands chercheurs ont mis au point un dispositif utilisant un rayon à infra rouge capable de doser certains éléments biologiques du sang sans aucun prélèvement, cela uniquement en fonction de l'absorption de l'énergie. L'ouvrage du Docteur Fritz Smith intéressera tout praticien de santé car il nous explique très clairement les mouvements d'énergie dans les structures du corps, comment les palper, les sentir et éventuellement les traiter.

DOCTEUR DIDIER FELTESSE
Chef du Département d'Ostéopathie
Chargé de cours d'Acupuncture
Faculté de Médecine Paris Nord.

INTRODUCTION

Mon souhait, en écrivant ce livre, est de contribuer à l'élargissement de l'image du corps humain comme un système intégré. Je souhaite précisément, explorer les passerelles qui existent entre éléments visibles et invisibles du corps humain. Dans ce but, « Passerelles intérieures » exprime ma conviction que « l'énergie » est une force spécifique ayant sa propre anatomie, physiologie et physiopathologie.

Ma conviction, soutenue par l'expérience est que cette énergie vitale, une fois acceptée et expérimentée, peut modifier notre point de vue sur la nature; ce processus nous aidant à maintenir la santé et juguler la maladie...

J'ai grandi dans une famille de scientifiques et de professionnels de la santé; j'ai étudié parmi la communauté scientifique. J'ai reçu un B.A. de Zoologie et de Chimie, j'ai suivi les cours de médecine ostéopathique et de chirurgie (1955) et j'ai été Docteur en Médecine en 1961. 17 années de médecine générale active suivirent. Puis ma conception entière de la santé humaine et de la maladie fut mise en doute et finalement élargie.

Pendant longtemps, j'ai senti que ma compréhension médicale ne pouvait pas expliquer certains éléments que je sentais sur le corps humain et touchant à sa guérison. Je ne voyais pas ce qu'il manquait, mais je savais qu'il devait y avoir des explications. Au milieu des années 60 j'ai étudié d'autres voies, dont l'ostéopathie cranienne ; l'hypnose clinique, l'intégration structurelle (Rolfing), à la recherche de ces nouvelles informations. J'ai eu des éclaircissements et des expériences enrichissantes, mais aucune assez puissante ou profonde pour modifier ma vision scientifique de la réalité... Cependant, en 1971, pendant les deux jours de cours d'introduction à l'acupuncture traditionnelle chinoise et les cours du Professeur J.R. Worsley, mon modèle scientifique se fissura. J'observais des faits, certains sont racontés dans ce livre, que je ne pouvais expliquer, et encore moins incorporer à ma compréhension médicale. Finalement les bases de mon modèle scientifique trébuchèrent et naquit une vision élargie de la nature.

Mon information médicale était correcte, mais limitée et retenue par la méthode empirique, l'exigence des preuves, de faits tangibles, de relations de cause à effet, de faits. Tout ce que l'on m'avait appris jusqu'à ce jour ne tenait pas compte du côté intuitif et expérimental de la vie. On m'avait appris la maladie comme un *événement* et non comme une *évolution* prenant place sur l'écran plus large de la vie d'une personne. On ne reconnaissait pas le concept tacite et intrinsèque « d'énergie » et le mouvement naturel du monde connu depuis très longtemps par les philosophies orientales et les autres systèmes de guérison. J'ai accepté le modèle médical comme une histoire entière ; maintenant, je sais que ce n'était qu'un chapitre du sujet beaucoup plus large qu'est la santé, la globalité et le potentiel humain.

Je devins un étudiant sérieux, expérimentateur, praticien et éventuellement enseignant « l'énergie » dans la santé et la guérison. Mon influence centrale fut J.R. Worsley, à travers le collège d'Acupuncture Chinoise en Angleterre (1971-78), là j'obtins ma licence d'acupuncture, le Bachelor of Acupuncture et le M.A. (Master of Acupuncture). Je devins plus tard membre du corps enseignant de l'Institut d'Acupuncture traditionnelle de Columbia (Maryland). J'ai été un étudiant de Jack Schwartz et Brugh Joy; j'ai étudié le Jin Shin Do et le Shiastu; j'ai exploré la méditation, le yoga, le Tai Chi Chuan et le Chi Kung. Dans ma pratique, j'ai commencé à intégrer le mouvement naturel du monde et de l'énergie à mes visées et compréhension scientifiques. Pendant cette évolution, j'en vins à reconnaître l'endroit précis où, chez une personne, le mouvement et la structure sont juxtaposés, semblables à la situation d'un voilier où le vent (mouvement) et la voile (structure) se rencontrent. A partir de l'explication de cet interface, j'ai formulé en 1973 le système d'acupressure structurel du Zero Balancing destiné à évaluer et équilibrer les relations entre énergie et structure. Les effets sur les personnes recevant des séances de Zero Balancing m'ont amené à comprendre que les passerelles entre matière et énergie existent aussi bien au niveau du corps, de l'esprit et de l'âme d'une personne et que chacun de ces niveaux peut être touché.

Les conséquences de la compréhension et de l'expérience que je faisais de l'interface structure-énergie m'ont amené à laisser disparaître ma pratique de médecine générale florissante pour me spécialiser dans ce domaine étendu qu'est la santé, le bien-être, le potentiel humain. Cela m'a amené aussi à enseigner les principes de base des relations énergie-structure. «Passerelles Internes» est une manifestation à distance de ce voyage qui a littéralement impliqué des milliers de personnes.

Ce livre n'est pas un mode d'emploi. Il s'agit plutôt d'un traité étudiant les rapports entre les anciennes théories sur l'énergie et la médecine moderne, entre l'anatomie ésotérique orientale et l'anatomie humaine occidentale, entre l'expérience intérieure subjective et l'observation objective. C'est une spéculation sur la nature de la physiologie et de la physiopathologie de l'énergie, sur les déséquilibres d'énergie en rapport avec notre compréhension moderne de la physiologie occidentale.

En plus «Passerelles Internes» explore les relations croissantes entre la médecine occidentale et les systèmes de santé alternatifs dans notre pays, espérant que ces «passerelles» établissent une meilleure communication et une meilleure compréhension dans les deux sens.

Les pensées et les idées exprimées dans ce livre sont un point de vue, et un résumé des expériences de la vie d'un médecin, qui vont, je l'espère, augmenter et provoquer la compréhension qu'a le lecteur de l'énergie du corps humain. L'approche et la compréhension de l'énergie s'étendent rapidement et mon but n'est pas d'établir une argumentation scientifique à ces convictions mais inciter le lecteur à se référer à sa propre expérience. Avec le degré de complexité croissant de notre monde nous avons besoin de partager nos savoirs et d'augmenter les choix possibles plutôt que de les réduire. Si le lecteur entrevoit un élargissement de son potentiel ou de ses capacités à travers ces pages, le livre aura atteint son but, en élargissant également le champ de vision de l'humanité et son potentiel.

1
PASSERELLES ENTRE DIVERS SYSTÈMES DE RÉFÉRENCE

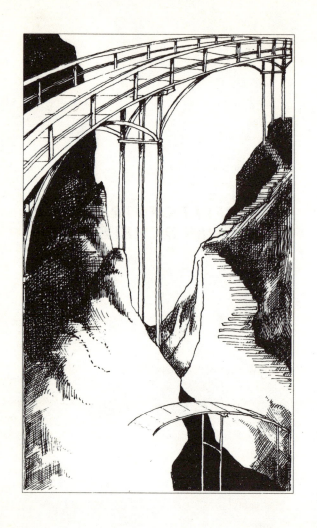

« La carte n'est pas le territoire »

Développant nos propres vies, nous créons consciemment et inconsciemment des images intérieures ou des « modèles mentaux » de l'univers qui deviennent une partie de ce que nous sommes. La plupart d'entre nous connaissent ce phénomène comme « construire un système de référence ».

Avançant dans la vie, ce système de référence est continuellement mis au défi. Afin de maintenir notre santé physique, mentale et spirituelle, nous devons nous adapter avec succès à ces défis et assimiler les informations nouvelles.

La plupart de nos expériences vont dans le sens de notre modèle, renforçant ainsi ce que nous savons déjà, ou faisant progresser nos connaissances. Le système éducatif et culturel va dans le sens de cette évolution. Cependant, certaines expériences semblent contraires à notre système de référence ou tout à fait nouvelles. A la suite de ces expériences, nous pouvons modifier nos modèles (dans le sens d'une adaptation à l'information nouvelle, modifiant les nouvelles données afin qu'elles s'accordent au modèle existant), ou ignorer l'information, prétendant que cela ne s'est pas passé ou que cela n'existe pas. Ces événements qui défient nos systèmes de référence et finalement nous obligent à changer notre opinion, diminuent notre attachement à ces systèmes antérieurs, et sont les événements formateurs dans nos vies. Ils nous offrent de nouveaux horizons.

Le modèle mental ou système de référence est une construction théorique qui organise l'information et les expériences, mais ne représente jamais les choses «telles qu'elles sont réellement». Le modèle n'est pas la réalité, la carte n'est pas le territoire. Cependant ce modèle du monde façonne directement notre réponse à la «réalité», il est si profondément enraciné que pour «changer la carte» ou abandonner les systèmes de référence existants, nous nous trouvons souvent face à un combat plein d'incertitude et de douleur.

LA PHILOSOPHIE ORIENTALE DANS NOTRE MONDE OCCIDENTAL

Dans le domaine de la médecine et de la guérison, l'introduction de la philosophie orientale dans le monde occidental a été un des défis les plus récents de notre culture. Nos traditions scientifiques occidentales nous demandent d'analyser de façon objective les données et les événements extérieurs à nous-même. Dans la tradition orientale il nous est demandé de rechercher de façon subjective le monde intérieur à travers contemplation, méditation et contrôle corporel. Les conclusions et les constructions des traditions orientales donnent des modèles de la réalité qui sont très différents de ceux de l'Ouest — ou du moins c'est ce qu'il semble à la surface des choses. Fritjof Capra, Ph D, dans son livre le «Tao de la physique» fait une démonstration éloquente du fait que plus la science occidentale fouille dans le monde des particules et de la physique sub-atomique, plus les conclusions commencent à ressembler à celles que l'on retrouve à travers les pratiques méditatives de l'Ancien Orient.

Une clé première dans la pensée Orientale est l'existence de «l'énergie». Depuis des milliers d'années ceci a été conçu comme une force spécifique ; en Chine cela s'appelle le Ch'i ; au Japon c'est le Ki ; et en Inde c'est le Prana. Dans l'histoire scientifique occidentale récente on retrouve des pionniers tels que Samuel Hahnemann, Friedrich Mesmer, le Révérend C.W. Leadbeater et Wilhelm Reich, qui mentionnent un petit peu, qu'ils ont travaillé avec «l'énergie» comme une entité guérissante. Le travail de ces hommes était tellement loin du modèle courant de la pensée médicale contemporaine qu'ils parurent au départ ridicules et qu'ils furent traités de charlatans et même emprisonnés.

L'ANALGÉSIE PAR ACUPUNCTURE

En 1972, la communauté médicale occidentale fut une nouvelle fois confrontée avec la notion «d'énergie» sous la forme de l'analgésie par l'acupuncture. J'étais présent à l'Université de Stanford le 14 juin 1972, lorsque l'Académie de Parapsychologie, liée à la Convention de l'Association Médicale Américaine à San Fransisco présenta un programme d'une journée sur l'Acupuncture. Le Président Nixon avait ouvert récemment les portes à la Chine, et James Reston avait effectué sa maintenant fameuse appendicectomie utilisant l'acupuncture pour contrôler la douleur post-chirurgicale. Beaucoup d'orateurs excellents vinrent à la tribune ce jour à Stanford parlant de la théorie et de la pratique de l'acupuncture à une audience de plus de 1 300 médecins et infirmières. Une nervosité inhabituelle dans l'audience était présente ce matin-là, et une incrédulité générale se percevait au fur et à mesure que le modèle de l'acupuncture était présenté. L'information semblait étrangère et hors de propos pour tous ceux dont l'apprentissage était limité aux concepts occidentaux de santé et de maladie.

Le moment le plus dramatique apparut après le déjeuner lorsque des films furent projetés montrant des interventions chirurgicales. Un cancer du poumon fut opéré, la seule anesthésie étant une aiguille d'acupuncture dans chacune des oreilles du patient et une autre dans chaque bras, ces aiguilles étant stimulées manuellement par l'acupuncteur. Le film montra un patient en train de se faire exciser une tumeur cérébrale avec pour seule anesthésie une aiguille d'acupuncture dans l'avant-bras. Les interventions se suivaient ainsi à travers ce document, le point commun étant l'utilisation de l'acupuncture comme anesthésie. Dans certains cas les acupuncteurs manipulaient les aiguilles; dans d'autres, les aiguilles étaient stimulées par un appareil électrique à bas voltage. Pour chaque intervention, les patients étaient réveillés, parlaient et même quelquefois buvaient quelques gorgées d'eau. A la fin d'une intervention, le patient s'assit sur la table et serra les mains du docteur et de son équipe. Une autre fois, après l'ablation d'une tumeur de la thyroïde, le patient descendit de la table et marcha tout seul jusqu'au fauteuil roulant. A la fin du film, quand la salle s'alluma, l'auditoire était calme, comme dans une église. On n'entendait pas un bruit; l'atmosphère était d'un silence intense et rempli de crainte, presque respectueux. Les gens avaient été le témoin d'une série d'événements qui dépassaient complètement leur modèle de la réalité. Durant la pause qui suivit, les réponses individuelles sur le film allaient de la fascination à l'incrédulité. Un médecin suggéra que le film était faux et truqué, un outil de propagande de la Répuplique Populaire de Chine. Fort heureusement, Paul Dudley White, M.D., cardiologue renommé, participait à la discussion qui suivait. Il faisait partie en Chine de l'équipe de médecins qui avait filmé les interventions présentées. Il corrobora totalement ce que l'assistance avait vu dans le film.

Même maintenant, 13 ans plus tard, bien que beaucoup d'entre nous fussent allés en Chine et été témoins de ces procédés avec leurs propres yeux, l'implication profonde de l'exploit de l'analgésie par l'acupuncture n'a pas été complètement saisie. Le fait que l'analgésie par acupuncture fonctionne est un défi fondamental à nos modèles physiologiques et médicaux et a engendré de vastes recherches pour expliquer le mécanisme de ce phénomène.

LES RÉPONSES DE LA COMMUNAUTÉ SCIENTIFIQUE

Depuis l'événement de l'analgésie par acupuncture, des centres de recherche se sont engagés à travers le monde dans une course excitante et intense afin de chercher une explication rationnelle au fait que l'acupuncture aide à contrôler la douleur. Ces essais ont engendré de nombreuses recherches y compris le développement de stimulateurs trans-cutanés pour le contrôle de sa propre douleur; la stimulation électrique pour améliorer la guérison des tissus; et la découverte du groupe des endorphines : la substance naturelle morphine-like produite dans nos corps. Des centres anti-douleur se sont développés, le biofeedback a pris de l'expansion et les phénomènes para-normaux offrent de nouveaux intérêts.

Une ramification moins spectaculaire mais très significative a été la prolifération de l'acupuncture comme une forme générale de thérapie au-delà de ses propriétés de contrôle de la douleur. Des études sérieuses sur cet ancien système du guérison servent de passerelles entre les philosophies orientales et le royaume de la médecine traditionnelle chinoise. Cet intérêt suffisant a amené la traduction de textes orientaux classiques et des écrits modernes sur la théorie et la pratique de l'acupuncture, de l'herboristerie, de la méditation et des arts martiaux. La passerelle entre la Chine ancienne et moderne se renforce ; des particuliers, des professionnels de toute culture traversent librement cette passerelle.

Comme les échanges entre l'information et la recherche sur l'acupuncture continuent, la communauté médicale occidentale est de plus en plus favorable à l'acupuncture et à la médecine Chinoise Traditionnelle, leur crédibilité augmente. Malgré toutes ces recherches, à ma connaissance, aucune théorie scientifique a pour le moment réussi à expliquer de façon satisfaisante *tous* les effets de l'analgésie par l'acupuncture et de la thérapeutique par acupuncture.

L'ÉNERGIE : UNE EXPÉRIENCE OBSERVABLE

Un des principes intangible des centres d'acupuncture est la compréhension du Ch'i, la force vitale. Les études basées sur la méthode scientifique n'ont pas encore eu raison de la nature de ce Ch'i, alors que cela peut être expérimenté personnellement de façon tellement profonde qu'il ne peut y avoir le moindre doute quant à son existence. A travers l'étude de l'acupuncture, des thérapies corporelles et de l'appréciation actuelle objective et subjective sur l'énergie circulant dans notre corps physique, il semble que Ch'i existe comme une force spécifique et signifiante dans le corps. Son comportement suit les lois générales que l'on retrouve dans la nature. Il se déplace sous forme d'ondes, avec une certaine vitesse, et une direction, ou peut exister aussi comme une forme de vague immobile, ou encore comme un champ vibratoire indéfini.

Si nous incorporons «l'énergie» dans notre vision de la nature et du corps humain, des changements fondamentaux commencent à se produire dans nos perceptions. A travers notre potentiel humain et notre santé, une multitude de nouveaux chemins de compréhension du monde des phénomènes s'ouvrent. En médecine, l'adhésion au concept d'énergie comme le Ch'i aide à comprendre la possibilité des guérisons spontanées qui dépassent le cadre scientifique. En psychologie et en parapsychologie, la force vitale donne une explication pour la télépathie, les matérialisations et les «pouvoirs spéciaux» décrits dans beaucoup de textes yogi. Sans ce concept d'énergie des phénomènes observables sont inexpliqués et semblent des défis aux lois de la nature. Un premier exemple est le suivant : «Marcher sur des charbons ardents».

UN TEST POUR NOS SYSTÈMES DE RÉFÉRENCE : LA MARCHE SUR DES CHARBONS ARDENTS

En 1976, à la Conférence de Médecine holistique de Mandala, San Diego, Vernon Craig démontra qu'il pouvait marcher sur le feu. Il y avait à peu près 1 000 personnes rassemblées sur le terrain de golf pour le regarder marcher sur 6 mètres de charbons ardents. Le commentateur, Norman Sheeley, M.D., annonça que si des médecins étaient présents et souhaitaient examiner Monsieur Craig avant et après qu'il marche sur le feu, ils étaient les bienvenus. J'étais un des 6 médecins qui évalua sur place cet exploit.

Mr Craig était un homme d'âge moyen, d'un poids légèrement supérieur à la moyenne, en costume et cravate, les pantalons roulés au-dessus des chevilles jusqu'aux genoux. Il présentait une pilosité normale sur les jambes, ses pieds étaient doux, souples, sans durillon, de température et de texture normale.

Mr Craig s'adressa à la foule, disant qu'il allait prendre un peu de temps pour se « préparer » à marcher sur ces charbons ardents, et que quand il serait prêt, il lèverait sa main comme un signal pour le début de sa traversée du feu. Pour se préparer, Mr Craig allait et venait à une extrémité de la fosse incandescente, buvant du cola et fumant des cigarettes. Après une période d'au moins 30 minutes, il revint vers le micro et dit qu'il avait des problèmes de concentration à cause du bruit venant de l'autoroute toute proche, et il nous demanda d'être patients. 30 autres minutes passèrent, alors qu'il fumait d'autres cigarettes et buvait encore du cola. Craig retourna au micro et dit à la foule qu'il avait des difficultés pour parvenir suffisamment profondément à l'intérieur de lui et que, il était capable à ce moment de marcher sur le charbon sans douleur mais qu'il craignait des cloques ou des brûlures pour ses pieds s'il essayait maintenant. Sentant l'agitation de la foule, il dit qu'il était prêt à essayer mais il fut interrompu par le Dr Sheeley qui autorisait Craig à faire sa démonstration seulement s'il sentait qu'il n'aurait pas de blessures. A ce moment, quelqu'un dans la foule offrit d'apporter à Mr Craig des boules en coton pour obstruer les oreilles et ainsi ne plus entendre le bruit de l'autoroute. Les cotons dans les oreilles, Craig montra sa satisfaction et recommença à aller et venir à l'extrémité de la fosse. Quelques minutes plus tard, il levait le bras et commençait à marcher sur les 6 mètres de charbons ardents.

Juste après la marche nous l'avons réexaminé. Il semblait fatigué mais en bonne santé. La couleur de son visage était légèrement pâle et son front était moite. Ses pieds étaient recouverts de quelques cendres, mais ils étaient frais au toucher, légèrement doux et il n'y avait aucun signe de brûlure, de cloque ou de rougeur qui puisse indiquer de l'irritation. Ils n'étaient même pas fragilisés. Il y a des années, j'avais lu des articles et vu des photos de cérémonie où des gens en état d'hystérie ou de transe profonde marchent sur les charbons ardents. Cette année, j'ai lu qu'il existait des stages aux États-Unis, où toute personne est capable de marcher sur des charbons ardents après un programme de quelques heures où on leur apprend à «dépasser la peur». Aussi impressionnants que sont ces comptes-rendus, ce n'est cependant qu'en étant témoin de l'exploit de Mr Craig, marchant tranquillement sur un champ de braises que l'immensité de l'exploit accompli m'a frappé. Mes expériences jusqu'alors et mon modèle mental me disaient que le tissu humain brûle quand il est soumis à de hautes températures. Même si j'ai expérimenté que ce n'est pas forcément vrai, mon esprit se bat toujours pour comprendre quelle loi ou quel principe de la nature permettent cette possibilité. L'explication la plus proche à laquelle je suis arrivé est qu'une personne humaine peut modifier les vibrations du corps afin d'égaler ou dépasser les vibrations des charbons ardents, ou alors de les affiner afin que les vibrations de chaleur passent à travers le corps ; dans les deux cas, la personne est « immunisée » contre les brûlures.

Le lendemain matin, Mr Craig tint une conférence. Il révéla que le pouvoir qu'il avait de marcher sur le feu allié au pouvoir de contrôler la douleur, d'arrêter le sang de couler et d'augmenter les possibilités de guérison du tissu de son corps était le résultat d'un travail suivant les principes décrits dans le livre du yogi Ramacharaka : « Advanced course in Yoga Philosophy and Oriental Occultism ». L'enseignement de base impliquait le contrôle de la respiration, le seul système du corps où nous avons un contrôle volontaire sur une fonction involontaire. C'est en franchissant cette passerelle vers le système nerveux autonome et les systèmes énergétiques du corps que Mr craig maîtrisait ses pouvoirs para-normaux, y compris de marcher sur le feu sans blessure. De tels événements défient la base du modèle physiologique occidental.

Les peuples ont observé à travers les âges de tels phénomènes paraissant *extraordinaires* ou *paranormaux* ; il existe tellement de documents dans tant de cultures que l'existence de ces événements peut à peine être mise en doute. Cependant, les techniques et les croyances qui entretiennent ces aptitudes et donnent le pouvoir à des individus de réaliser ces exploits sont aussi variées que les cultures d'origine. Néanmoins, un fil conducteur se déroule à travers eux ; un concept de force ou d'énergie qui transcende la compréhension terre à terre du corps physique.

LA THÉORIE DE L'ÉNERGIE RAPPORTÉE A LA VIE DE TOUS LES JOURS

Des démonstrations spectaculaires de contrôle de l'énergie défient nos modèles existants par rapport à «l'apparence des choses» et mettent le doigt sur la dysharmonie entre notre expérience personnelle et la pensée analytique. De façon plus ordinaire, la conceptualisation, la connaissance de base de l'énergie se retrouve dans notre vie de tous les jours, comme cela se retrouve dans notre vocabulaire quotidien. Les expressions comme «Je me sens au plus bas, je suis sous pression, je me sens remonté, je suis vidé» concernent toutes nos propres expériences de champ énergétique.

En plus de notre connaissance de l'énergie, nous avons aussi des expériences directes de l'énergie. Certains perçoivent sa présence plus facilement que d'autres, mais la capacité de perception est présente chez chacun. La perception de l'énergie est augmentée si la personne croit que cela existe. Cette perception peut être aidée par des exercices respiratoires et des exercices pour calmer le mental à travers des techniques comme le contrôle mental, la méditation, ou la contemplation. Quand le mental est calme, les aspects subtils de notre nature deviennent apparents : nous sentons le «picotement», «bourdonnement» ou «vrombissement» à l'intérieur de nos corps; nous voyons le champ énergétique autour d'une autre personne; ou nous pouvons faire l'expérience de l'espace occupé par nos corps au-delà des limites physiques visibles.

Une façon d'expérimenter directement l'énergie est de recevoir un traitement d'acupuncture. Le Di Chi est la sensation d'énergie activée par l'acupuncture qui comprend des sensations de douleur profonde à l'endroit des piqûres, ou un picotement qui court le long du corps. C'est doublement révélateur de regarder une carte d'acupuncture, et de réaliser que les endroits exacts où vous sentez des picotements ont été édictés sur des méridiens d'énergie depuis environ 2 500 ans. Ces picotements ne se présentent pas au hasard mais suivent des trajets bien définis.

D'autres pratiques de guérison tels que l'acupressure, l'homéopathie, le travail sur le corps et l'imagerie créative permettent aussi un aperçu de l'énergie. En ce qui me concerne les expériences profondes de notre nature énergétique subtile ont été obtenues en pratiquant les arts martiaux, le yoga ou la méditation. Des gens font une expérience profonde de l'énergie à travers des stress extraordinaires comme dans des cas d'extase ou d'expérience proche de la mort. D'autres deviennent conscients de cela à travers des états modifiés de conscience, à travers certains types de jeûne, en conjonction avec des exercices d'aérobie prolongée, de privation sensorielle, et avec l'utilisation de drogue modifiant la conscience. Il est possible également d'expérimenter cela à travers un vécu conscient des combats et des joies de la vie elle-même.

A LA RECHERCHE D'UN MODÈLE DE CORPS ÉNERGÉTIQUE

Au fur et à mesure de l'évolution de nos modèles de ces aspects subtils du corps, nous devons être vigilants pour qu'ils soient en accord avec les lois de la nature. Ils doivent aussi correspondre avec notre vue personnelle du monde et cependant être assez flexibles pour changer au fur et à mesure des nouvelles informations que nous percevons. Pour pouvoir être d'une quelconque utilité dans l'art de guérir, ils ont besoin de prendre en compte la diversité et cependant d'être suffisamment simples pour la clarté de compréhension. Le modèle que je présente dans les pages suivantes a été élaboré suivant ces paramètres.

MODÈLE ÉNERGÉTIQUE OPÉRATIONNEL : LA PARTICULE ET L'ONDE

Vu de façon la plus large possible, tout est énergie ou, comme disent les Chinois, tout est une forme de Ch'i. Cependant, nous avons besoin de certaines définitions afin d'y introduire des relations et que les phénomènes soient observés ; pour considérer le tout en terme de partie. Une division fondamentale est celle de la particule et de l'onde. La physique moderne a montré qu'en terme de lumière, l'énergie existe aussi bien sous forme de particules que d'onde, et que ces deux formes sont interchangeables. D'une façon expérimentale, nous pouvons considérer la nature en terme de particule (forme et structure) et d'onde (mouvement et vibration). Mais nous pouvons observer aussi *l'interface* où ils se rencontrent — par exemple en se tenant debout avec un fort vent, appuyé à un arbre, ou à tout interface où le mouvement rencontre la forme.

Les mouvements d'air et d'eau aident à définir et à clarifier les relations entre la particule et l'onde au niveau de nos perceptions sensorielles. L'air et l'eau sont des moyens à travers lesquels les ondes ou les courants d'énergie bougent. Nous voyons les effets de ces influences dans les formes prises par des particules de matière dans ces endroits. Par exemple, les particules qui forment les fameux cyprès de Monterey que l'on trouve le long de la côte de la Californie Centrale semblent être constamment influencées par le souffle d'un fort vent même les jours calmes sans vent (voir le dessin). Le souffle constant du vent de l'Océan a obligé ces arbres par delà les années et pendant leur croissance à prendre cette forme permanente. L'arbre est devenu une empreinte du mouvement d'énergie.

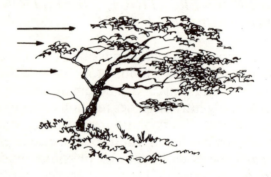

Cyprès de Monterey.

Un exemple plus complexe de la relation entre la particule et l'onde peut être fourni en océanographie. L'eau de mer peut être considérée comme un champ de force indéfini organisé en courant d'énergie spécifique par l'intervention de forces extérieures. A l'intérieur même du mouvement global des particules d'eau, il existe différentes couches d'énergie qui restent relativement stables pendant des périodes de temps longues. Certaines couches aqueuses à températures différentes coexistent de façon stable côte à côte pendant de nombreuses années. La stabilité d'autres couches permet aux signaux émis par des sonars de voyager sur des milliers de kilomètres, autorisant ainsi des mammifères telles que les baleines à communiquer sur de très longues distances.

Chaque simple molécule d'eau est soumise directement à l'influence d'un nombre de forces diverses, et peut simultanément être partie prenante de différents modèles énergétiques. Le long de la côte californienne, le courant japonais suit un mouvement vers le Sud parallèlement à la côte. En même temps, l'océan suit des mouvements de haut en bas liés aux marées qui sont dictées par la lune. L'eau est donc influencée par des ondes bougeant dans un plan horizontal par rapport à la côte. Les particules d'eau sont aussi dépendantes des mouvements des poissons et des objets inanimés, des objets immobiles, et par la configuration tortueuse du fond de l'océan. Une simple molécule d'eau peut être mise en cause par toutes ces forces simultanément. La résolution mathématique de ces influences dépasse les capacités de nos ordinateurs les plus sophistiqués. Cependant, par delà la complexité de ces influences diverses, la nature résout ces relations entre les particules et les ondes dans un système harmonieux global.

SUR LA PISTE DES CHEMINS D'ÉNERGIE DANS LE CORPS HUMAIN

Dans le corps humain, on trouve un grand nombre de mouvements d'énergie, de courants et de vibrations. Comme dans l'océan, le corps énergétique peut exister librement, en couche, ou en courant organisé qui maintiennent leur intégrité et n'ont que peu tendance à se mélanger. L'énergie peut être stoppée, circuler librement, ou changer de fréquence vibratoire; elle peut se trouver en excès ou en quantité insuffisante; elle peut être aussi de différente qualité.

Le corps énergétique ainsi possède sa propre anatomie et sa propre physiologie différente de celle du corps physique. L'anatomie est organisée et influencée par les structures physiques et la physiologie répond directement à nos pensées et à nos émotions. Nous pouvons l'expérimenter, le percevoir et le modifier de l'intérieur ou de l'extérieur du corps, cette énergie est sensible à notre environnement et aux forces physiques. Elle se forme dans le corps de trois façons :

— Champ énergétique de base — il existe tout d'abord la vibration qui pénètre tout; elle est diffuse, non organisée et elle infiltre le corps entier. Elle est responsable des forces l'enveloppant et le traversant bien qu'elle n'ait pas de forme propre. C'est la toile de fond vibratoire ou la musique de fond du corps.

— Courant énergétique vertical — deuxièmement, le corps lui-même agit comme un tuyau ou un canal pour que l'énergie nous traverse, les configurations du

Le modèle énergétique opérationnel

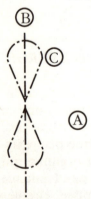

Ⓐ Le champ énergétique de base qui infiltre tout et qui n'a pas de forme spécifique.

Ⓑ Les courants énergétiques verticaux qui nous relient à la nature.

Ⓒ Les courants énergétiques internes à l'intérieur du corps (représenté par un 8)

corps façonnant cette énergie en des formes spécifiques.

— Courant énergétique interne — troisièmement, l'énergie va circuler comme des courants à l'intérieur du corps, suivant des chemins et des modèles identifiable.

LE CHAMP ÉNERGÉTIQUE DE BASE

Ce champ de force qui pénètre tout n'a pas de forme propre mais représente un champ vibratoire potentiel à l'intérieur et autour du corps. Il s'adapte très exactement à l'environnement interne et externe du corps, il répond directement à nos pensées, émotions et à nos mouvements physiques. Des stimulations modérées traversent le champ comme une vague, des stimulations plus fortes peuvent laisser une empreinte dans leur sillage. Ce champ tend à donner une image en miroir du corps physique. Ce miroir n'est cependant pas exact car cela impliquerait une situation statique et anhilierait la capacité de réponse. A la place, il s'agit plutôt d'une relation réciproque : tout changement soit dans la structure soit dans la vibration affectera l'autre. Une personne ayant un taux vibratoire de son champ énergétique faible apparaîtra comme s'il n'était pas structuré, prêt à s'effondrer et manquant de résonance.

Ce champ diffus s'étend au-delà des limites de la structure du corps. La distance à laquelle cette vibration peut être perçue change d'une personne à l'autre, est modifiée aussi en fonction de l'état de santé et d'excitation. Si vous mettez votre main sur le corps de quelqu'un, vous pourrez sentir la chaleur qui se dégage, et au fur et à mesure que la main s'éloigne, la chaleur diminue jusqu'au point où elle disparaît.

Cette chaleur est une forme d'énergie, et cela ne demande pas beaucoup d'imagination de dire que la chaleur émanant du corps d'une personne est une expression du champ vibratoire de cette personne. En sus des émanations de chaleur, un nombre de vibrations subtiles constituent ensemble «l'aura» ou le champ «aurique».

Certaines personnes sont sensibles aux vibrations de l'aura; elles peuvent non seulement voir cette aura autour d'une personne mais décrire sa couleur, ses dimensions, ses différentes couches, et même voir des trous et des brèches à l'intérieur de cette émanation. Une personne «sensible» peut donner une «lecture d'aura» racontant des événements de notre histoire personnelle, et guérir à travers un rééquilibrage et une harmonisation de ces émanations. D'autres personnes peuvent entendre le gentil bourdonnement ou bruissement de ce champ énergétique pendant que d'autres encore peuvent sentir sa densité.

LES COURANTS ÉNERGÉTIQUES VERTICAUX

Afin d'exister comme des êtres distincts et afin d'être manifestés sur le plan matériel comme nous sommes, nous devons à la fois être une *partie* de la structure de la nature et à la fois indépendants d'elle. Cette double exigence détermine deux courants énergétiques de base dans nos corps :

— un courant conduit l'énergie à travers le corps et nous connecte avec la nature;
— l'autre nous relie à la circulation de l'énergie à l'intérieur du corps et permet notre organisation comme des individus.

Chaque élément vertical, qu'il soit animé ou inanimé agit comme une antenne ou un paratonnerre, conduisant l'énergie à travers l'environnement. Comme c'est un processus continu, nous ne sommes pas conscients que cela se passe, à moins que nous observions une altération significative de la fréquence ou du volume.

A cause de notre haut niveau métabolique, de notre système nerveux en perpétuelle décharge, et à cause de nos mouvements physiques à travers les champs de force qui nous entourent, nous sommes réellement en train de transformer l'énergie autour de nous et en nous. Les ondes d'énergie libres dans l'espace se transforment en ondes ayant des formes plus spécifiques quand elles passent à travers les diverses densités, les tissus du corps et des champs d'énergie. Elles se mélangent avec nos propres vibrations d'énergie subtile avant d'être rendues à l'environnement extérieur déchargées.

Nous pouvons devenir conscients de ces courants «paratonnerre» quand nous bougeons d'un environnement à un autre. Par exemple, marchant à travers un bois de séquoias et marchant dans un verger, nous pouvons faire l'expérience de l'énergie de différentes façons (voir le dessin). Les séquoias sont longs et linéaires, ils n'ont que quelques basses branches et ils ne sont entourés que par quelques buissons ou arbustes. Dans le verger, les arbres sont plus petits, plus compacts et moins massifs. La sensation ressentie dans un champ de séquoias est le calme avec des sensations plus subtiles souvent décrites comme limpides, fredonnantes, calmantes ou lourdes. Dans un verger, les sensations que nous ressentons sont moins organisées : chaotiques, frémissantes, légères, douces et diffuses.

Les sensations exactes vont varier d'une personne à une autre. Les différentes formes physiques d'antennes font varier les vibrations au fur et à mesure que l'énergie descend du ciel vers la terre.

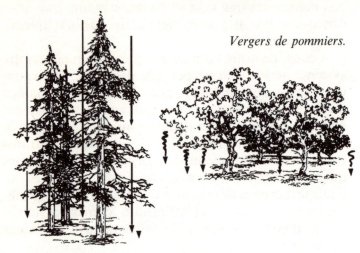

Vergers de pommiers.

Bois de Sequoïas (courants d'énergie limpide).

A travers le monde, les anciens connaissaient un nombre d'endroits désignés comme «hauts lieux cosmo-telluriques» Ils ont découvert certains endroits qui possèdent des sensations spéciales, une qualité et, comme leur nom l'indique un pouvoir particulier. Un nombre important de ces hauts lieux sont situés au-dessus de cours d'eau et rivières souterraines; d'autres sont au sommet de collines, particulièrement dans des endroits entourés par des pays très plats. A cause de leur situation, ces endroits sont des antennes naturelles très puissantes ou des interlocuteurs entre le ciel ou l'air et la terre.

Les clochers des églises agissent comme des conducteurs puissants et produisent des champs de haute vibration dans l'église. Les hautes voûtes des grandes cathédrales amplifient cet effet, comme on peut l'expérimenter en pénétrant dans une grande cathédrale.

Le corps est une armature avec des tissus de densité différente. Les tissus plus denses conduisent les courants énergétiques plus forts, et la partie la plus dense de notre structure est le système squelettique. Considérons un squelette. Même après son décès le squelette d'une personne contient un champ énergétique. Si cela n'était pas ce serait de la poussière. De l'énergie est nécessaire pour maintenir les molécules sous la forme d'un squelette, et les champs de force de cet individu sont maintenus à l'intérieur même des os. Nous pouvons également suivant notre perspicacité avoir une idée de l'individu qui se trouvait autour de cette armature particulière en sentant les tensions et les torsions qui sont maintenues dans le squelette.

a. Le courant central vertical : Les courants les plus puissants passent à travers nous par le crâne, le rachis, le pelvis et les jambes pour être enracinés à la terre par nos pieds. C'est la partie du squelette qui est le plus souvent en contact avec le sol, c'est la partie la plus verticale, elle constitue un courant d'intégration majeure pour nous connecter à la nature. Dans le système thérapeutique énergétique japonais appelé Jin Shin Juitsu le courant vertébral est appelé le courant central principal ou le Courant de la Vie Universelle.

b. Le second courant vertical : Un second courant vertical commence au sommet de nos épaules et descend le long des apophyses transverses des vertèbres jusqu'au pelvis, où il joint le courant de Vie Universelle.

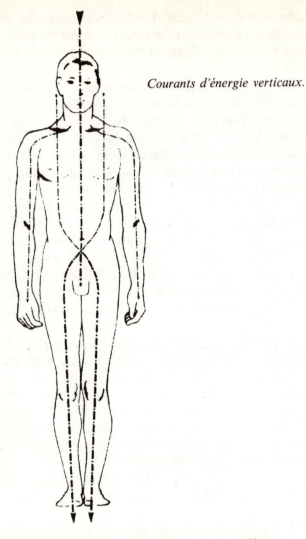

Courants d'énergie verticaux.

c. **Le Troisième courant vertical** : Le troisième courant vertical se ramifie à partir de la ceinture scapulaire jusqu'aux extrémités supérieures des membres, il est amplifié par l'usage de nos bras et de nos mains.

LES COURANTS ÉNERGÉTIQUES INTERNES

L'énergie existe non seulement en tant que champ énergétique de base avec des courants verticaux traversant le corps, mais aussi grâce à des courants à l'intérieur du corps, avec des chemins et des voies identifiables. L'énergie qui coule à travers nous nous permet de fonctionner comme une unité individuelle. Cette unité se compose de trois niveaux.

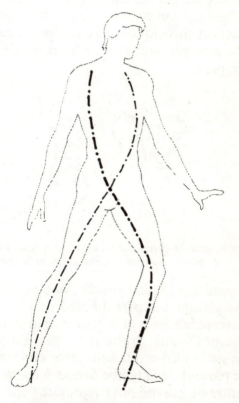

Le courant d'énergie profond du système énergétique interne se transforme en un 8.

A - les courants d'énergie interne — niveau profond : A la partie la plus profonde de ces trois niveaux, les courants coulent à travers les os, la moelle osseuse et implique le squelette comme une unité fonctionnelle complète. Quand nous marchons et bougeons, le mouvement organise les vibrations en une série de modèles énergétiques en forme de 8 autour et à travers le corps.

Le centre de gravité théorique du corps se trouve dans le bassin, 6 cm en avant du second segment sacré. Mais ceci est théorique car ce centre est continuellement déplacé pendant la marche et les mouvements dans l'espace.

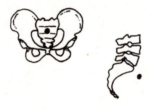

Le centre de gravité théorique du corps se trouve dans le bassin, 6 cm en avant du second segment sacré.

En appui sur le pied gauche, nous créons un vecteur énergétique qui part du pied vers la jambe gauche, traverse le bassin et le centre de gravité du corps puis rejoint l'épaule droite et le bras. En transférant le poids sur le pied droit, nous créons un vecteur énergétique partant de la jambe droite, à travers le bassin et le centre de gravité pour rejoindre l'épaule gauche et le bras. Dans la marche normale nous passons alternativement d'un pied sur l'autre causant ainsi deux axes obliques qui dessinent un 8 dans le corps. Ceci est accentué par le balancement des bras en coordination avec le mouvement des jambes.

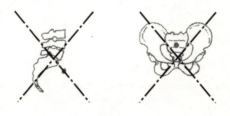

Champs de force obliques créés par la marche.

Le concept de ce 8 ou lemniscate est une simplification en deux dimensions. La vérité est que lorsque le poids du corps se balance d'un pied sur l'autre, d'autres séries de lemniscates sont créées, cette fois-ci dans un plan oblique. De plus lorsque le poids du corps passe du talon vers les orteils, une autre série de lemniscates se développe dans un plan antéropostérieur. Ainsi en marchant normalement, le transfert de poids d'un côté à l'autre en oblique et d'avant en arrière est équilibré par un centre de gravité se trouvant dans la région pelvienne et qui est sans arrêt modifié. En intégrant ce 8 ou cette lemniscate statique dans les 3 plans de l'espace, nous obtenons une forme de sablier.

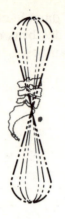 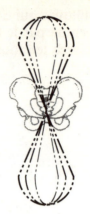

Dans la marche normale, un nombre infini de 8 (lemniscates) sont créés.

Au repos, l'énergie est sensée se mouvoir suivant un modèle constant qui monte par la jambe gauche, sort par l'épaule et le bras droit; descend par le bras gauche, l'épaule gauche jusqu'à la jambe droite. Le croisement au niveau du centre de gravité du corps est toujours présent.

B - Courants internes — Niveau moyen : Les tissus mous du corps c'est-à-dire les muscles, les nerfs, le sang, les organes et les viscères abritent les niveaux moyens d'énergie. Ce niveau est le système dans la physiologie énergétique, il dirige ou conduit le corps énergétique. Il est très proche des besoins nutritionnels mentaux, émotionnels et spirituels d'une personne plus que le courant profond squelettique. Plusieurs cultures ont développé des descriptions détaillées de cette configuration énergétique.

Une de ces descriptions complète et détaillée est peut-être trouvée dans l'acupuncture et la médecine chinoise traditionnelle. C'est un système de guérison complexe testé à l'épreuve du temps, basé sur des siècles de pratique clinique. Une présentation détaillée de l'acupuncture, de ses méridiens et des vaisseaux est facilement disponible et n'est pas de la compétence de ce livre, cependant quelques références à cette anatomie sont importantes pour notre modèle.

En Médecine traditionnelle Chinoise, l'énergie suit des chemins appelés méridiens. Les méridiens principaux sont au nombre de 12 paires et deux vaisseaux centraux (différents des vaisseaux sanguins). L'énergie se déplace constamment à travers ces méridiens, mettant 24 h pour compléter un cycle. Les 12 méridiens sont classifiés comme yin et yang, et chacun est associé à un organe du corps ou à une fonction spécifique. Ils sont rassemblés suivant la règle des 5 éléments.

En Médecine traditionnelle Chinoise les 5 éléments sont le métal, l'eau, le bois, le feu et la terre. Les éléments représentent les constituants de base ou élément constitutif de la nature, chacun ayant un nombre de correspondants amplifiant leurs relations (voir figure des 5 éléments). Au-delà de ces corrélations spécifiques, les relations entre les 5 éléments définissent les règles de base et les principes de manifestation de l'énergie dans nos corps et dans la nature. Parmi ces cycles, on peut noter le Cycle créateur ou de nutrition (Cycle Shen) et un cycle de contrôle ou un cycle gouvernant (Cycle Ko) (voir la figure des 5 éléments p. 35).

« L'anatomie cachée » de l'énergie dans le corps a été étudiée depuis des milliers d'années et a été décrite en détail aussi bien dans les textes anciens que dans les textes modernes d'acupuncture. Les points d'acupuncture ont été localisés le long de ces méridiens et

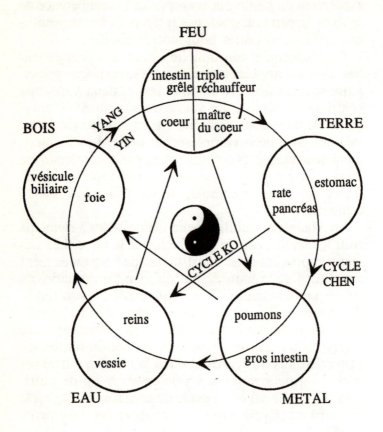

*Les 5 éléments : schéma qui indique les éléments,
les 2 principaux méridiens avec leur association Yin/yang,
et les 2 cycles énergétiques majeurs,
le cycle shen (de création) et le cycle Ko (de contrôle).*

de ces vaisseaux. Ils peuvent être identifiés à la palpation en observant des différentes «sensations» d'un point d'acupuncture comparé au tissu avoisinant. Avec les progrès des mesures électriques, on a repéré de façon précise sur le corps des points ayant une résistance électrique basse. Ces points coïncident avec les descriptions orignales de l'acupuncture. Cette authentification des points donne une crédibilité scientifique supplémentaire au modèle acupunctural de l'anatomie énergétique.

C - Courants internes — Niveau superficiel :

De même que la médecine Chinoise Traditionnelle nous donne une anatomie détaillée et claire du niveau moyen d'énergie, elle décrit de même le niveau superficiel. C'est le Wei chi, une énergie grossière et dense distribuée sous la peau., à un niveau indifférencié. Elle agit comme un isolant, ou une protection, qui nous sert de tampon contre l'environnement extérieur et qui est notre première ligne de référence contre les changements de climat, d'humidité et les vibrations extérieures. Le Wei chi contrôle les glandes sudoripares et l'énergie dans les tissus juste sous la peau.

L'énergie Wei chi possède une circulation spécifique dans le corps nous connectant avec le niveau moyen. Une énergie Wei chi déficiente ou faible permet à l'énergie perverse de pénétrer ce niveau tampon et de se promener à l'intérieur des méridiens musculotendineux, dans les méridiens principaux, et, si elle n'est pas stoppée, jusqu'aux organes internes du corps.

CORRESPONDANCES DES CINQ ELEMENTS

	METAL	EAU	BOIS	FEU	TERRE
Organe (Zang / Yin)	poumon	rein	foie	coeur	rate
Organe (Fu / Yang)	colon	vessie	vésicule biliaire	intestin grêle	estomac
Organe des sens	nez	oreille	oeil	langue	bouche
Sens	odorat	ouïe	vue	parole	goût
Tissus	peau, poil	os, cheveux	tendon, ligament	vaisseaux sanguins	muscles, chairs, lèvres
Couleur	blanc	bleu, noir	vert	rouge	jaune
Emotion	chagrin	peur	colère	joie	sympathie
Son	pleurs	gémissements	cris	rire	chant
Goût	piquant	salé	acide	amer	sucré
Odeur	pourri	putride	rance	brûlé	parfumé
Saison	automne	hiver	printemps	été	été indien
Climat pervers	sec	froid	venteux	chaud	humide
Croissance et développement	moissonner	entreposer	germer	croissance	transformation
Direction	ouest	nord	est	sud	centre

Relations élémentaires

nourrit (Shen)	eau	bois	feu	terre	métal
contrôle (Ko)	bois	feu	terre	métal	eau
contrôlé par	feu	terre	métal	eau	bois

CIRCULATION DU CHI DANS LES MÉRIDIENS.

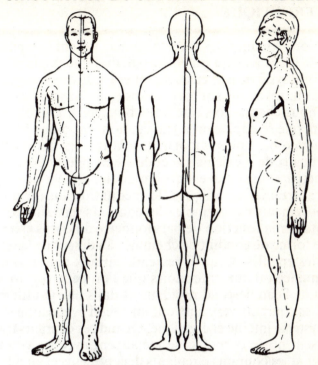

——————— Méridiens Shaoyin, Taiyang de la main et du pied; V.C. et V.G.
—·—·—·—·— Méridiens Shaoyang, Jueyin de la main et du pied.
— — — — — Méridiens Yangming, Taiyin de la main et du pied.

LEXIQUE : *Chinois*   *Français*

Méridien	Jueyin du pied	méridien du foie
Méridien	Shaoyang du pied	méridien de la vésicule biliaire
Méridien	Shaoyin de la main	méridien du cœur
Méridien	Taiyang de la main	méridien de l'instestin grêle
Méridien	Taiyin du pied	méridien de rate-pancréas
Méridien	Yangming du pied	méridien de l'estomac
Méridien	Taiyin de la main	méridien des poumons
Méridien	Yangming de la main	méridien du gros intestin
Méridien	Shaoyin du pied	méridien des reins
Méridien	Taiyang du pied	méridien de la vessie
Méridien	Jueyin de la main	méridien du maître du cœur
Méridien	Shaoyang de la main	méridien du triple réchauffeur

LES RAMIFICATIONS DU CONDUIT ÉNERGÉTIQUE

Nous sommes des transformateurs d'énergie puissante grâce à notre potentiel métabolique important, à notre système nerveux actif, et grâce aux façons dont nous intervenons sur les champs énergétiques autour de nous chaque fois que nous bougeons. Le volume d'énergie se déplaçant à travers nous est d'une façon générale bien plus important qu'à travers des objets verticaux de même masse et de même poids. Lorsque l'énergie coule à travers quelqu'un (un orateur de qualité, certaines techniques de méditation ou certains mouvements par exemple), les courants verticaux conduits par la fonction de paratonnerre du corps créent une forme de conduit de cheminée au dessus de la tête et des épaules. Ceux-ci ressemblent aux conduits de cheminée ou aux entonnoirs que l'on peut voir lorsque de l'eau descend rapidement dans une gouttière.

Ces courants verticaux ont un effet d'évacuation sur le système interne énergétique. Quand ces courants traversent notre corps, ils se mélangent avec les vibrations et les courants circulants déjà présents et en quittant nos structures physiques deviennent un mélange composite de notre environnement, interne ou externe. Ceci permet de comprendre pourquoi le corps de quelqu'un qui médite devient si clair et organisé, bien que la personne ne fasse pas attention directement à son corps physique lui-même. Une autre manifestation de ce mélange est que les vibrations quittant le corps peuvent être plus mais aussi moins harmonieuses que les vibrations qui entrent, ceci dépend de la clarté de son propre état intérieur. Les gens qui ont une bonne organisation de leur corps physique et qui ont maîtrisé les «bruits de fond» du corps énergétique transmettent un champ énergétique plus clair.

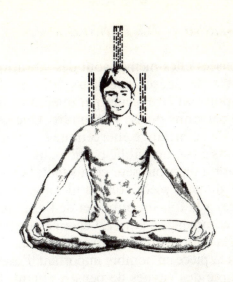

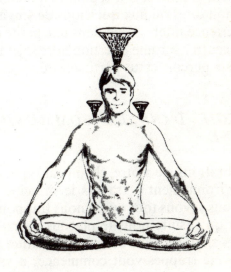

*Lorsque une personne canalise l'énergie,
les courants verticaux se transforment en entonnoirs ou tourbillons.*

TRANSMISSION DE PENSÉE

Les pensées elles-mêmes sont des vibrations. Il est raisonnable de penser que leurs effluves dans l'air ambiant puissent être reçues par quelqu'un d'autre et que cette personne puisse y répondre. Une expérience classique de ce mélange énergétique est donnée dans les relations entre un public participant activement et un orateur ou un professeur compétent. Les vibrations présentes dans la pièce sont le mélange des pensées et attitudes à la fois du public et de l'orateur. Quand l'orateur commence à parler, l'énergie augmente dans ses propres courants verticaux. Quand les vibrations traversent la pièce en nombre important, l'orateur peut tenir compte des vagues de pensée venant de l'auditoire et peut commencer à répondre directement aux pensées non dites ou aux questions de son auditoire. Une expérience intéressante dans une petite classe est de se concentrer sur une question hors sujet et de voir si l'orateur perçoit cette particularité.

L'ÉNERGIE DANS LA COMMUNICATION HUMAINE

Les vibrations de notre champ aurique affectent notre environnement à travers le principe de résonance. Nous savons tous que si nous frappons un diapason, et qu'ensuite nous le plaçons parmi d'autres diapasons similaires ou de même tonalité, ceux qui n'ont pas été frappés vont commencer à vibrer. On a observé aussi que si un nombre de pendules comtoises sont mises dans une pièce, leurs balanciers, après un certain temps, vont battre de façon synchrone. Au niveau humain, les cycles menstruels de femmes vivant ensemble deviennent petit à petit synchrones aussi.

Les champs auriques de personnes vivant ensemble «s'interpénètrent». On peut percevoir une sensation intense de connexion ou d'affection lorsque «les diapasons internes» de deux personnes raisonnent sur le même mode. Dans certains cas cela se passe seulement après s'être vus plusieurs fois. Cette résonance est facilitée si une expérience est vécue en commun ou un contact physique est partagé.

Le rituel de serrer la main, étreindre ou de pratiquer d'autres gestes de bienvenue sont des façons d'équilibrer la tension et la résonance entre deux champs énergétiques. Le mot tension ne signifie pas ici être en état de tension ou de stress, mais est relatif à la tension entre deux forces, comme des notes frappées sur un instrument de musique pour l'accorder dans un sens de synchronisation ou d'harmonie.

Le synchronisation des champs d'énergie est une possibilité seulement. Une personne peut contracter son champ aurique, ou augmenter sa densité afin de dresser un mur. Toute forme de réponse est possible, cela dépend de la situation entre les deux individus.

En enseignant dans des groupes, il m'est apparu que si chaque réunion commence avec un cercle de résonance (les participants se mettant en cercle en se tenant les mains); la transmission et l'absorption des informations était largement augmentée. Certains de mes amis appartenant au Conseil d'une école voisine ont expérimenté cela en formant un cercle d'énergie avant chaque réunion, et ils ont trouvé que la qualité et la quantité de leur travail s'était augmentée de façon significative.

La communication est augmentée quand le champ de l'auditeur résonne avec celui de l'orateur. L'orateur a alors une sensation ou une expérience «d'être écouté». Nous connaissons tous cette situation de parler avec quelqu'un et d'avoir la sensation que nous ne sommes pas écoutés, différente de celle de ne pas être compris. C'est comme si ce que nous disions ne voulait rien dire ou frappait un mur blanc même si l'auditeur répond au message. On éprouve par contre une sensation d'accomplissement quand les vibrations sont synchrones; une sensation de séparation quand elles n'existent pas ou sont dysharmonieuses.

La meilleure communication commence par une réponse énergétique à l'autre.

Au fur et à mesure que nous devenons plus ouverts et en résonance avec les vibrations des autres, notre propre personne devient plus claire et mieux centrée; si notre propre vibration est désorganisée ou décentrée, il y a des chances pour que nous nous synchronisions avec le désaccord de l'autre personne.

ABSORPTION INTENTIONNELLE DE VIBRATION

Certains psy autorisent de façon consciente leur champ aurique à prendre l'aspect de celui de leur client absorbant cette vibration dans leur propre système énergétique interne, puis décrivant les vibrations qu'ils ressentent. Une autre méthode utilisée par les psy est de conduire la vibration à travers leurs deux courants verticaux, cela les autorisant à «connaître» la situation de leur client sans «expérimenter» les vibrations elles-mêmes.

ABSORPTION NON INTENTIONNELLE DE VIBRATION

A une certaine période de ma pratique alors que je marchais dans une pièce et sans connaître particulièrement le patient, je commençais à ressentir des douleurs aux endroits même où le patient avait mal. Ceci était pour moi une confirmation de l'existence des transferts de vibration et de résonance, mais j'ai vite compris que ce n'était pas pour moi une bonne façon de mener une pratique médicale active.

ISOLANTS ÉNERGÉTIQUES

Il existe différents moyens pour minimiser la résonance énergétique et l'absorption. Les préalables de base pour modifier cette dynamique sont de reconnaître que nous répondons *ici et maintenant* à une vibration, puis de reconnaître que nous pouvons nous isoler consciemment ou nous dissocier de cette vibration. Sachant que l'énergie suit la pensée, nous pouvons imaginer notre champ aurique changeant de densité et devenant un isolant efficace, nous protégeant du champ énergétique de l'autre personne. Brugh Joy, M.D., dans ses ateliers propose de créer une chrysalide imaginaire autour de nous, de la même façon qu'une chenille construit un cocon pendant sa transformation en papillon. Nous pouvons créer une chrysalide d'énergie en nous dessinant nous-même entouré de lumière blanche par une vibration harmonieuse de la densité exacte nécessaire pour nous permettre de laisser seulement passer les vibrations qui nous aident, qui sont en harmonie ou nous permettent de nous élever pendant que nous repoussons celles qui sont dysharmonieuses ou mauvaises. Nous pouvons également calibrer intuitivement la densité de la chrysalide afin d'émettre les vibrations que nous voulons envoyer et de retenir les autres. Cette marche à suivre ne nécessite, avec la pratique, que quelques instants, et exécutée chaque matin, elle nous aide à nous protéger de la dysharmonie tout au long de la journée.

A certains moments des isolants plus forts sont nécessaires. Nous pouvons visualiser un mur d'énergie massif devant nous. En allant plus loin, nous pouvons contracter notre champ aurique en modifiant notre comportement et en devenant moins émotifs et moins catégoriques; plus détachés et intellectuels. Si nous avons déjà commencé à incorporer la douleur ou l'émotion de quelqu'un d'autre, nous pouvons nous déconnecter en privilégiant certaines pensées. Penser à 5 ou 6 différences évidentes entre nous et l'autre personne en général suffit. Des pensées telles que : «elle est une femme, je suis un homme»; «elle est brune, je suis blond»; «il ne porte pas de lunettes, moi j'en porte»; «il est habillé en bleu, je suis habillé en vert». Toute différence peut permettre une séparation énergétique. Au moment où ces 4 ou 5 différences sont formulées, les résonances indésirables s'en vont ou sont réduites de façon significative.

Une autre façon de diminuer l'absorption vibratoire est d'établir *un interface énergétique* avec l'autre personne. Dans les techniques manuelles, cela peut être pratiqué en faisant attention à ce que nous sentons véritablement ou ce que nous percevons au point de contact avec l'autre corps. En concentrant notre pensée sur ce qui se passe juste sous nos doigts, notre coude ou d'autres points de contact avec l'autre personne, nous créons automatiquement un interface énergétique.

EMPREINTE PERMANENTE D'ÉNERGIE SUR LES OBJETS

Si nous acceptons l'existence de vibrations pouvant être mobilisées, l'idée de conférer un pouvoir à des objets ou talisman s'explique littéralement de façon plus précise que la simple mentalisation d'un «pouvoir». Les vibrations émanant d'une personne existent dans l'environnement atmosphérique et elles peuvent laisser une empreinte sur des objets alentour. Plus les champs sont forts et clairs dans leur émission, plus les transferts et les empreintes sont importants. Il est même possible que des œuvres d'art qui sont acclamées universellement comme des chefs d'œuvre aient été empreintes à leur création de vibrations de l'artiste, et que ces champs vibratoires émettent toujours en réponse à celui qui contemple l'œuvre.

RÉSUMÉ DU MODÈLE ÉNERGÉTIQUE

Nous apprenons de la science moderne que l'énergie peut exister comme une particule, comme une onde. Au niveau du corps humain, la particule est physique tandis que l'onde correspond à des champs vibratoires et des courants. La somme totale de toutes les vibrations du corps compose le «corps énergétique» ou «corps subtil». Le champ vibratoire non différencié infiltre le corps physique, répond à nos pensées et à nos émotions, et s'étend au-delà de la surface du corps comme un champ aurique environnant. De même que les courants dans l'océan, les vibrations non différenciées sont organisées en flux spécifique et en configuration par les forces qui se trouvent à l'intérieur et à l'extérieur du corps créant des courants qui nous connectent à l'ensemble de la nature et nous rendent capables de fonctionner comme une entité individuelle.

Les courants qui coulent à travers nous et nous intègrent à l'environnement extérieur sont des courants *verticaux*, et ils bougent suivant le principe de la foudre. Les plus denses de ces courants traversent le système squelettique.

Les courants nous traversant, reliés à notre possibilité de fonctionner comme une entité individuelle, sont organisés en trois niveaux :

— le niveau le plus profond coule à travers le système squelettique sous forme de 8 ou de sablier, le mouvement étant accentué par la marche et l'activité physique.

— le niveau moyen coulant à travers les tissus mous, est décrit par la médecine chinoise traditionnelle. Les circuits de l'énergie dans le niveau moyen suivent les faisceaux neuro-musculaires, les divisions musculaires, les différentes couches de mouvement facial, et sont augmentés par les mouvements des tissus mous. Nos fonctions physiologiques mentales, émotionnelles et spirituelles sont reliées de façon très proche et dépendantes de ce niveau moyen d'énergie.

— le niveau le plus superficiel Wei Chi est un niveau d'énergie non différencié circulant juste sous la peau ; il est affecté par les mouvements des tissus sous cutanés, et sert d'isolant protecteur.

Dans le chapitre suivant, nous allons voir certaines parties de ce modèle énergétique (le courant vertical principal central) du point de vue de la philosophie du yoga. Nous allons voir aussi les inter-dépendances entre la particule et l'onde comme manifestation du tout.

2
PASSERELLES ENTRE LE YOGA ORIENTAL ET LES THÉORIES OCCIDENTALES SUR L'ANATOMIE

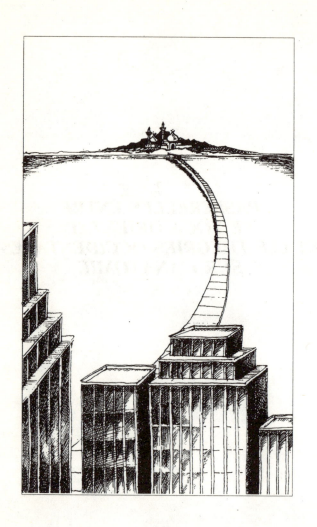

Les découvertes de la technologie moderne nous ont amené à réexaminer et à chercher de nouvelles explications de l'ancien concept énergétique.

Un jour que j'enseignais dans une classe de «Zero Balancing» l'anatomie du squelette en attirant l'attention sur les courbures normales de la colonne vertébrale, il me sauta aux yeux que, de même que le courant d'énergie coule à travers la colonne vertébrale en suivant ses courbures, des tourbillons d'énergie pouvaient être créés dans ses courbures principales... Étudiant le squelette et imaginant les mouvements de ces tourbillons, je me souvins avoir vu le dessin d'un yogi en état de méditation avec la représentation des chakras spinaux et je sus alors de façon intuitive que les chakras existaient vraiment. Ce n'était pas seulement des symboles abstraits d'un ancien système religieux, ils correspondaient réellement à la structure du système squelettique humain et aux lois de la physique.

Dans la philosophie du yoga oriental, 7 centres principaux d'énergie ou chakras sont décrits le long de la colonne vertébrale. En sanscrit, la traduction littérale de chakra est roue, et ils sont décrits dans les anciens textes du yoga comme centres énergétiques du corps. Certains yogi disent que ces centres sont seulement des métaphores représentant la carte de l'expérience méditative d'une personne ; d'autres comme Gopi Krishna, croient que ces centres sont associés réellement à l'évolution individuelle d'une personne. Je n'avais pas trouvé, jusqu'alors, l'évidence de l'existence réelle de centres d'énergie, mais mon intuition renforçait cette conclusion. Ceci fut vérifié plus tard quand j'expérimentais, en méditation, la chaleur et les picotements dans ma colonne vertébrale. Ceci fut vérifié encore quand j'appris à percevoir les champs d'énergie avec mes mains.

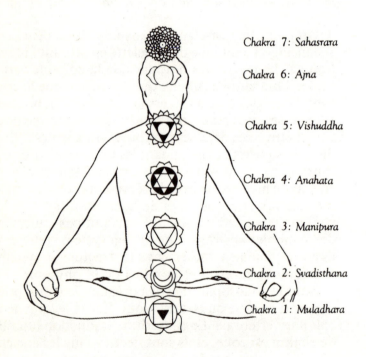

Les sept principaux chakras spinaux.

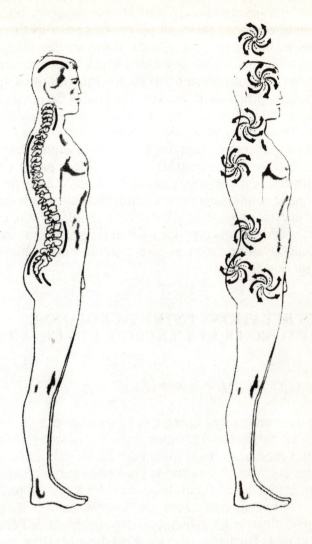

Les tourbillons de l'énergie des chakras coïncident avec les courbes du crâne et du squelette.

Je me souviens encore de la sensation de soulagement que je ressentis quand les pièces de ce puzzle d'énergie se sont mises en place. Des notions théoriques et abstraites que j'avais jusqu'ici des chakras devinrent une réalité pour moi quand leurs configurations s'harmonisèrent avec les informations que j'avais apprises au cours de mes études de médecine occidentale. Ces tourbillons d'énergie coïncidaient avec les courbes du squelette. Non seulement les intuitions apparues pendant des méditations depuis des siècles chez les yogi apparaissaient vérifiées par la configuration du corps physique, mais aussi à partir de ce que je connaissais du squelette, et du comportement de l'énergie en général, il semblait possible de faire certaines déductions à propos des relations entre l'anatomie physique du corps humain et la nature énergétique des chakras.

LES RELATIONS ENTRE LA COLONNE VERTÉBRALE ET L'ÉNERGIE DES CHAKRAS

ANALOGIE DE LA RIVIÈRE

Les chemins de l'énergie et l'existence des chakras ne sont pas faciles à prouver par les méthodes scientifiques modernes, bien qu'il y ait beaucoup de similitudes entre les observations anciennes sur le comportement de l'énergie dans le corps et les lois de la physique relative au mouvement de l'énergie dans la nature. Afin d'illustrer les principes du mouvement de l'énergie et de la formation des chakras dans le corps, nous pouvons considérer l'analogie de la rivière. Quand le cours d'une rivière s'accélère, si il y a un volume d'eau suffisant, un champ de force est créé à l'extérieur de la courbe entraînant un tourbillon dans le mouvement de l'eau.

Dans le premier chapitre, j'ai décrit comment la colonne vertébrale fonctionne; comme une antenne ou un paratonnerre, conduisant l'énergie qui se déplace à travers le sommet de la tête, le long de la colonne vertébrale, dans le bassin, le long des jambes et sortant par les pieds. L'énergie, descendant le long de la colonne, épouse les courbes vertébrales. Le flux descendant correspond au courant d'une rivière, les courbures de la colonne aux berges de la rivière, et les tourbillons d'énergie des chakras aux mouvements tourbillonnants de l'eau le long des rives.

LES INFLUENCES DU SQUELETTE

L'énergie est influencée non seulement par les courbures spinales elles-mêmes, mais cela semble raisonnable de supposer qu'elle soit aussi affectée par la forme et la masse de la vertèbre, le diamètre des courbes spinales, et la configuration de la cage thoracique et du bassin. Il existe une relation entre la masse et la densité d'un objet et les champs énergétiques qu'il peut supporter. Un objet de plus forte densité peut supporter proportionnellement des champs d'énergie plus forts et plus denses. D'une manière générale, les vertèbres deviennent plus grosses au fur et à mesure qu'elles descendent du sommet vers la base. A partir des délicates première et deuxième vertèbres cervicales jusqu'au sacrum plus massif à la base de la colonne vertébrale, chacun des segments spinaux augmente de taille, à l'exception des 4 petits os qui forment le coccyx, situé sous le sacrum.

Le coccyx et le premier chakra

Quand les courants d'énergie atteignent la courbe du coccyx, il y a une diminution abrupte de la masse osseuse physique et l'angle de courbure s'accroît, résultant de l'expansion de ce tourbillon d'énergie. L'énergie de ce premier chakra diffuse à la façon d'un fin tissu à l'intérieur de la sphère pelvienne recouvrant partiellement le deuxième chakra. Cette énergie de «lâcher-prise» du 1er chakra traverse ensuite le pelvis, les jambes, et descend jusqu'à la terre pour renforcer l'enracinement de notre corps-antenne.

Le coccyx joue un rôle essentiel en permettant à nos champs énergétiques d'être enracinés depuis ce premier chakra, à travers la grande distance qui sépare le bassin de la terre. La diminution de la masse osseuse et l'angle de la courbe du coccyx sert de valve de décompression énergétique permettant aux tourbillons d'énergie de diffuser, de devenir moins denses et d'être tenus moins fortement. L'énergie peut ainsi plus facilement s'épanouir à travers le bassin, vers les jambes et finalement dans la terre.

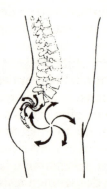

Le 1er chakra diffuse, remplissant la boule pelvienne, et dépassant partiellement le 2e chakra.

Le centre de gravité du corps — Le centre de gravité de notre corps est un point théorique dans l'espace situé 6 cm en avant du deuxième segment sacré. La référence anatomique est donnée par rapport au sacrum bien que énergétiquement elle corresponde au centre du 1er chakra quand il diffuse. Notre centre de gravité se trouvant assez haut par rapport au sol nous avons une importante mobilité et une possibilité de mouvement étendue. C'est pour la même raison que nous sommes si instables, particulièrement dans les positions debout immobiles. Plus notre énergie est enracinée dans la terre, plus nous sommes stables à tous les niveaux. Cet enracinement est facilité par l'effet de décompression énergétique des petits os coccygiens. Si le premier chakra était animé par une masse osseuse aussi importante que le deuxième chakra avec le sacrum, ce serait beaucoup plus difficile de nous élever au-delà du champ de force gravitationnel. Notre connexion énergétique à travers cette grande distance jusqu'au sol serait bien moins sûre et amènerait une instabilité accrue.

L'expansion énergétique à l'intérieur du premier chakra recouvre partiellement le deuxième chakra plus dense. Ce phénomène amène des observations concernant la nature du système des chakras. Le texte de Motoyama sur «la Théorie des chakras» indique qu'il y a un flux d'énergie réciproque entre le premier et le deuxième chakra, et qu'un mouvement ascendant d'énergie existe avant que le troisième chakra ne soit activé. Chacun des chakras en expansion a un effet sur ses voisins car leurs périmètres se chevauchent et ils s'entrecroisent. Cependant, à cause des relations spécifiques au niveau du squelette entre le coccyx et les os sacrés, c'est au niveau des premier et deuxième chakra que les limites de territoires sont les plus floues.

Le sacrum et le deuxième chakra

Le deuxième chakra, différemment du premier, est fermement arrimé au sacrum, l'os le plus dense de la colonne vertébrale (le sacrum est formé de la fusion de 5 segments spinaux en une seule et importante masse). L'ancre, ajoutée à la courbe profonde du sacrum, contribue fonctionnellement à faire du second chakra le plus dense des centres d'énergie spinaux. L'intensité, les forces propres de ce tourbillon se retrouvent dans la puissance de la sexualité. Dans le Kundalini yoga l'énergie de ce chakra remonte directement dans la colonne augmentant de façon profonde l'activité des centres se trouvant au dessus de lui.

Les vertèbres lombaires et le troisième chakra

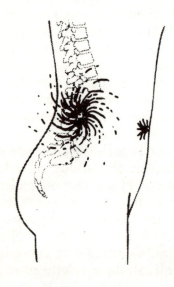

Le 3e chakra est relié au nombril.

Le troisième chakra est porté par les 5 larges vertèbres lombaires, correspondant à la courbure lombaire. Le milieu de cette courbure correspond au nombril, et c'est le nombril bien sûr, qui est notre source d'énergie originelle pendant la période prénatale de notre développement. Le troisième chakra est relié de façon spécifique à notre potentiel personnel et notre contrôle de l'énergie.

Des 4 courbures de la colonne qui supportent des poids, les courbures lombaires et cervicales, à l'inverse du sacrum et du thorax, n'ont aucun système osseux additionnel pour les aider à supporter leur charge. La «liberté» de ces segments est associée à l'initiative personnelle; le chakra lombaire (3e chakra) est appelé «pouvoir personnel» et le chakra cervical (5e chakra) «créativité personnelle».

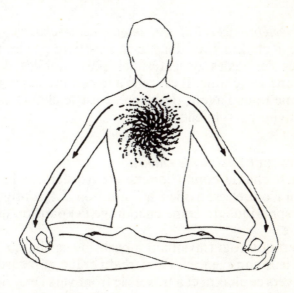

Le 4e chakra diffuse par l'intermédiaire de la cage thoracique et est relié aux extrémités des membres supérieurs.

Les vertèbres thoraciques et le quatrième chakra

Le 4e centre d'énergie, le chakra du cœur, se trouve dans la poitrine, associé avec la longue courbure thoracique de la colonne vertébrale. Cette longue courbure permet aux champs énergétiques de se répandre beaucoup plus qu'au niveau du 2e et 3e chakra. La nature expansive de cette région est augmentée par la «traction» des structures osseuses de la cage thoracique; une expansion similaire de l'énergie se retrouve dans le bassin et dans le crâne.

Ce quatrième chakra de lâcher-prise est associé avec les omoplates, les épaules et les extrémités supérieures. Dans certains assanas de yoga, il est dit que ce chakra intègre l'énergie de la main et du bras.

Les vertèbres cervicales et le cinquième chakra

Le 5e chakra situé dans le cou est tenu par les vertèbres cervicales délicates, les plus mobiles de la colonne vertébrale. Il est relié à la communication et comme nous l'avons déjà noté, c'est le chakra de la créativité personnelle.

Le front et le sixième chakra

Le 6e chakra connu comme «le troisième œil», est lié au front et est associé à l'intuition. La configuration sphérique du crâne encourage l'expansion de ce centre.

Certains yogi travaillant à partir de ce chakra placent leur conscience à l'arrière du crâne et regardent à travers ce chakra et à travers le front vers l'extérieur, de la même façon que nous regardons avec nos yeux normaux depuis l'intérieur de notre tête.

Le sommet du crâne et le septième chakra
Le 7ᵉ chakra est associé au sommet du crâne, où les courants d'énergie du flux de vie universelle prennent un premier contact avec le corps.

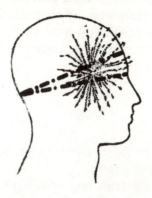

Certains yogi amènent leur conscience depuis l'arrière du crâne à travers le 6ᵉ chakra jusqu'à la partie postérieure du front.

L'ÉNERGIE DES CHAKRAS : PASSERELLE ENTRE LES MONDES PHYSIQUES ET SPIRITUELS

Dans le système hindou, la théorie des chakras est reliée à la croyance orientale d'une Ame Universelle avec laquelle notre âme personnelle doit s'unir. Cette union arrivera si une personne est capable de conquérir ou transcender Maya, l'état d'illusion ou de dualité qui, en accord avec le yoga, est reconnu par la plupart d'entre nous comme notre réalité de tous les jours : un monde de phénomènes lié par l'espace et le temps. Par le yoga, on peut développer un état de conscience où nous pouvons expérimenter la non-dualité et où l'espace et le temps semblent converger.

Le sujet et l'objet sont transcendés, et le «connaisseur», la «connaissance» et le «connu» fusionnent en un.

Il y a différents chemins dans le système du yoga, mais tous ont en commun de développer la pureté du corps physique et mental, apprenant la concentration de pensée et le contrôle respiratoire, et calmant l'esprit afin d'expérimenter la conscience pure qui se tient au fond de chacun de nous.

LE PRANA

Au centre de toute pensée du yoga se trouve le concept d'énergie ou prana.

Le Prana est l'énergie universelle qui se répand partout dans chaque chose. Le Prana se trouve *dans* toute forme de matière mais n'est pas cependant de la matière; c'est l'énergie ou la force qui anime la matière. C'est, par exemple, la force de vie qui anime le corps matériel des animaux et des plantes. Le Prana est manifesté sous une variété de formes que les scientifiques classent souvent comme une manifestation énergétique : la gravité, l'électricité, les actions du corps, les pensées, et toute forme de courant nerveux. Le Prana se trouve dans l'air, mais ce n'est pas l'oxygène ni aucun des constituants chimiques de l'air. On le retrouve dans l'alimentation et dans l'eau, cependant ce ne sont pas les calories et ce n'est pas le liquide.

Chacun peut apprendre à influencer cette force de différentes façons. Une de ces façons est appelée Pranayama, qui concerne le contrôle respiratoire. D'autres chemins incluent l'utilisation d'Asana ou posture corporelle, la concentration mentale, méditation, l'introspection, le chant, la visualisation, et le jeûne. Au fur et à mesure que les yogi apprennent plus au sujet de la nature du prana et augmentent leur capacité à sentir ce prana dans leur corps, plusieurs possibilités s'éveillent. Le prana peut être stocké ou relâché en dehors du corps, il peut être transmis d'une personne à une autre, et transmis par delà de grandes distances. Certains yogi ont été étudiés par la communauté scientifique occidentale. Ces yogis ont démontré leur capacité de contrôler les fonctions autonomes du corps y compris le rythme cardiaque, la pression artérielle, le mouvement intestinal, le contrôle de la douleur, et le rythme de guérison des tissus.

LES SIDDHIS

Des possibilités para-normales comme la clairvoyance, la psychokinésie et la télépathie appelés Siddhis sont des effets secondaires classiques du développement du contrôle du prana et de l'activation des chakras spinaux. Les aspirants yogis sont mis en garde de ne pas être détournés par l'attrait de ces pouvoirs. Le but du yoga n'est pas de développer ces capacités paranormales mais plutôt de développer un état de contrôle interne qui nous permet de nous élever au-dessus du monde des phénomènes et de la dualité en vue de l'union avec l'Ame Universelle.

LE YOGA ET L'IMAGE DU CORPS HUMAIN

Les yogis décrivent le corps humain comme composé de trois divisions principales ou manifestations qui ne sont pas sans ressembler à la triade corps-âme-esprit que l'on retrouve dans notre culture occidentale. Ces trois divisions ou «corps» sont le physique, le mental ou «subtil» et le spirituel ou «corps causal». En utilisant un vocabulaire différent, la force de vie est divisée en trois parties consistant en la matière inerte (physique), le mouvement énergétique (émotionnel, mental) et l'intelligence de la nature (causal).

— *le corps physique :*
Suivant cette ligne de pensée, le corps physique lui-même n'a aucune vitalité ni aucun esprit; il est composé de viande, de sang et d'os.

— *le corps subtil :*
Le corps subtil contient l'esprit vivant ou la force de vie. Tout seul, l'esprit vivant n'a pas de forme car sa forme et son mouvement sont définis par la forme et l'activité du corps physique. Le corps subtil est moins stable que la forme physique dense, et il s'adapte rapidement pour introduire au niveau de la personne physique l'étape mentale ou émotionnelle. Il répond aux changements dans l'environnement extérieur tel que le moment du jour, les saisons, les phases de la lune, les changements de la température immédiate et de la pression atmosphérique. Ces changements dans le corps subtil affectent directement le corps physique, bien que d'une façon lente, dû à l'énorme densité de celui-ci.

— *le corps causal :*
le troisième corps, le corps causal ou spirituel, englobe l'intelligence de la nature, la sagesse universelle, la connaissance directe, et c'est cette force qui nous connecte à l'univers se trouvant à l'extérieur de nous.

LES NADIS

Dans le modèle tiré du yoga, l'énergie se déplace à l'intérieur du corps subtil à travers des milliers de canaux de taille différente appelés Nadis. Ces nadis sont des canaux d'énergie connectés entre eux et qui entrelacent le corps comme un tissu. Leur origine se trouve au nombril, et beaucoup suivent les vaisseaux sanguins et les nerfs du corps physique.

A la naissance, lors de la séparation du cordon ombilical, un changement fondamental et dramatique se passe dans le corps dans la mesure où la source de la vie prénatale est coupée. Nous devons tout d'un coup trouver de l'oxygène par la respiration, la nutrition par l'alimentation, et le prana à partir des deux. Après l'accouchement, l'ombilic continue de fonctionner comme un centre énergétique de grand pouvoir, étant le point d'origine des nadis.

Sushumna — Parmi les nombreux nadis du corps, les trois plus importants sont : *Sushumna, Ida, Pingala* Leur origine est commune à la base de la colonne vertébrale dans la région du coccyx et du périnée. *Sushumna* est le tube astral qui court le long de la colonne vertébrale elle-même. Au départ, *Sushumna* est fermé en bas et à sa base se trouve un grand réservoir d'énergie. Les yogis décrivent cette énergie inexploitée comme une forme enroulée sur elle-même formé de trois tours et demi appelée Kundalini (lovée, enroulée) ou le pouvoir serpent.

Ida et Pingala — Ida et Pingala remontent de chaque côté de la colonne, Ida commençant du côté gauche et Pingala du côté droit. Le Prana véhiculé par Ida est de nature fraîche, inhibitoire ou ralentissant les fonctions organiques du corps associé avec les activités mentales et psychiques. Elle est considérée comme « l'énergie lunaire ». Pingala est l'opposé de Ida. Elle transporte la chaleur, stimule les organes du corps, contrôle le prana et les activités viscérales, et est de nature ardente. Elle est associée avec le soleil.

Ces deux nadis commencent à la base de la colonne et remontent, traversant les narines et finissant sur le

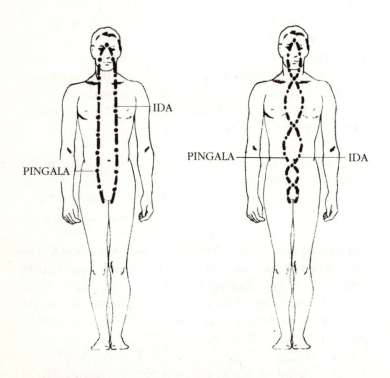

Les configurations des nadis Ida et Pingala sont influencées par les mouvements du corps.

front à un point entre les sourcils. Quelques textes yogiques indiquent que Ida et Pingala remontent parallèlement de chaque côté de la colonne jusqu'à leur terminaison ; d'autres décrivent ces deux nadis comme s'entrelaçant le long de la colonne et finissant au niveau du front.

Il y a une corrélation entre le concept médical occidental de « la loi de flexibilité » et les courants d'énergie de *Ida et Pingala*. En accord avec les principes de flexibilité, quand un objet est courbé, un élément de rotation est adjoint le long de son axe ; et quand une rotation est introduite sur une courbe, un élément de latéroflexion se présente. Ainsi dans le corps, à cause des courbures naturelles de la colonne, quand nous faisons un mouvement de latéroflexion, la colonne rajoute un mouvement de rotation. Quand nous faisons un mouvement de rotation, un mouvement de latéroflexion est rajouté au niveau de la colonne. Dans les mouvements de flexion et d'extension de la colonne cependant, nous ne mettons pas en cause les courbes qui sont dans un autre plan, donc nous n'avons pas de rotation de la colonne. Ces mouvements sont des mouvements « purs » dans un plan de l'espace.

En accord avec les principes physiques, l'interrelation continuelle entre latéroflexion et rotation que l'on retrouve dans chaque pas que nous faisons et dans la plupart des mouvements va générer deux lignes d'énergie montant de chaque côté de la colonne et qui s'entrecroisent le long de cette colonne. Ceci est assez proche des descriptions d'*Ida et Pingala* qui semblent tressées. Cependant au repos ou dans les mouvements purs de flexion ou d'extension, les lignes de force ne se croisent pas mais restent parallèles à la colonne vertébrale. Ceci corresponds alors aux textes de yoga décrivant *ida et pingala* parallèles à la colonne. Les deux descriptions d'ida et pingala semblent correctes ; chacune correspond à la façon dont le corps est utilisé à un moment donné.

L'ÉVEIL DE L'ÉNERGIE DU CORPS

Le mouvement inhérent aux chakras est généré par des courants se déplaçant dans la colonne à partir du sommet. Dans le processus de développement individuel il existe un flux d'énergie rétrograde qui part de la base et qui active à sa façon le mouvement des chakras. Normalement cette progression devrait s'élever depuis le premier chakra jusqu'au 7e tout au long de la vie d'une personne. A travers les siècles cependant, des activités spécifiques ont été découvertes qui accélèrent ce mouvement rétrograde, stimule les centres énergétiques, et facilitent «l'évolution» de la personne. «Ces découvertes» sont l'ossature des «enseignements secrets» des écoles mystiques, de la magie blanche et noire, de l'alchimie interne, des rituels de guérison et des capacités de développement paranormal.

Dans la philosophie du yoga, l'éveil de la «Kundalini» et l'ouverture de Sushumna est l'initiation à l'éveil accéléré. Shakti (l'énergie) entreposé dans le bassin à la base de la colonne, est la Kundalini, souvent décrit et expérimenté comme un serpent lové sur lui-même en trois tours et demi. Quand cette énergie de réserve est activée et que le serpent est réveillé, il pénètre Sushumna ; l'énergie Shakti remonte le long de la colonne spinale et active les principaux centres d'énergie, les Chakras. Beaucoup de temps et d'efforts sont nécessaires de la part du Yogi pour réveiller cette énergie afin qu'elle pénètre un Chakra. Quand l'énergie de la Kundalini entre dans un Chakra l'augmentation de vitalité fait tourner la roue du chakra plus vite, augmentant le tourbillon d'énergie loin du centre du chakra, stimulant et augmentant chacune des fonctions (physiologique, psychologique, spirituelle) associées à ce centre. Ces vibrations se répandent à travers le corps. Les effets de l'éveil de la Kundalini ne se confinent pas au centre énergétique de la colonne, mais sont manifestés à travers tout l'ensemble de l'être.

Il y a différentes façons d'éveiller la Kundalini. Cela peut arriver de façon spontanée. Cela peut arriver par le contact ou l'influence d'un maître ou d'un gourou (à travers l'éveil spirituel ou shaktipat); il peut être activé aussi par des pratiques internes telles que la méditation, la concentration et la visualisation.

Une technique spécifique de méditation est de mélanger ou d'unir les deux polarités de Ida et Pingala. Les courants de Ida et Pingala sont des champs de force équilibrés de chaque côté de la colonne et sont associés avec les orientations de polarité à l'intérieur de notre dualité corps-esprit. Si l'on peut les rassembler en un courant à la base de la colonne, l'énergie de la Kundalini va être activée et le chemin de Sushumna ouvert. L'énergie va commencer à bouger en remontant dans le canal central comme un courant unique et il va se passer un changement fondamental dans l'orientation du yogi. Les expériences et consciences de la dualité vont diminuer et celles de l'unité vont devenir prévalentes. Une fois que le chemin de Sushumna est complètement ouvert à travers les 7 principaux chakras, l'expérience du yoga est de transcender le monde des phénomènes et de la dualité, les limitations du temps et d'espace et le yogi va fusionner en devenant un avec l'Ame Universelle.

LE MODÈLE DES CHAKRAS

Les implications du modèle énergétique que j'ai présenté dans le premier chapitre s'étendent de façon considérable quand nous réalisons que les courants verticaux principaux d'énergie à travers la colonne qui nous ramènent à la nature sont directement reliés au modèle énergétique des chakras de l'ancien yoga. Dans ce modèle les chakras ont un nombre de correspondants, comme les 5 éléments dans le système chinois traditionnel. Chaque centre énergétique est situé physiquement dans le corps et est associé avec un plexus nerveux, une glande endocrine, et des adjuvants physiologiques et émotionnels. Chacun a une couleur particulière, un son et une forme géométrique. A partir de ces spécificités ont été élaborées des associations picturales et mythologiques qui se sont développées au travers des siècles. Ces mythes et ces vues poétiques partagent les visions et les expériences que les yogis ont rencontré pendant qu'ils activaient les chakras spécifiques...

Un examen approfondi de chaque chakra va nous aider à appliquer le système du yoga à notre modèle énergétique opérationnel. Voici une brève description des chakras en accord avec cette évolution.

LE PREMIER CHAKRA

Le premier des sept principaux chakras est appelé chakra «racine» ou chakra de base. Sa position physique se trouve être à la base de la colonne dans le périnée (la région entre l'anus et les glandes génitales), et il est associé avec les plexus nerveux sacrés et coccygiens. Notre fondation de base, notre sens personnel de sécurité et notre valeur propre résident ici. Ses fonctions sont en rapport avec les besoins et l'apprentissage personnel pour survivre : le manger, le dormir, le syndrome «lutter ou s'enfuir», et le monde matériel. A l'intérieur de ce chakra se trouve l'énergie créatrice assoupie du serpent enroulé : la Kundalini.

Dans le livre «Mythic images», Joseph Cambell dit : «La kundalini à ce niveau peut être comparée à un dragon : ceux qui savent nous disent que les dragons ont une tendance à amasser et garder les affaires ; et particulièrement les bijoux et les jolies jeunes filles. Ils n'ont pas la possibilité de les utiliser mais ils les suspendent et ainsi les valeurs de ce trésor ne sont pas utilisées, perdus pour eux et pour le monde. Ainsi à ce niveau, la reine serpent kundalini est maintenue captive par la partie d'elle-même "dragon-létargie". Elle ne connaît ni ne communique de joie à la vie qu'elle contrôle ; elle ne relâche pas non plus ce qu'elle possède afin de le laisser partir. Son modèle est l'entêtée : "J'y suis, j'y reste". La première tâche du yogi va être de rompre la prise du froid dragon sur sa propre léthargie et relâcher le bijou vierge, sa propre Shakti (énergie) pour monter dans les hautes sphères où elle va devenir son propre maître spirituel et guider vers la béatitude de la vie immortelle au-delà du sommeil».

LE SECOND CHAKRA

Le second chakra est associé au sacrum et la traduction du nom sanscrit signifie «son lieu de séjour particulier», ou «sa propre habitation». Ce chakra est en relation avec les reins, les gonades, et la sexualité ; il est en connexion avec les plexus nerveux sacrés et prostatiques. Dans cette région se trouve emmagasinée l'énergie ancestrale et une partie de l'inconscient collectif. Quand une personne est centrée sur ce chakra, tout a parfum de sensualité et de sexualité, et c'est à partir de cela que les événements sont interprétés. Les champs de force très denses de ce centre agissent en bloc pour réveiller l'énergie de la kundalini à travers et autour de ce chakra.

Partie intégrante de la philosophie hindoue, la notion importante à ce niveau est que l'énergie qui est générée et activée à travers le chakra sexuel peut être remontée le long de sushumna en vue d'élever le niveau de conscience de la personne et peut être ainsi utilisée comme une force créatrice pour la croissance interne. Une partie de l'énergie de ce second chakra est utilisée pour la procréation, mais son potentiel le plus important est d'activer les centres supérieurs par l'intermédiaire de Sushumna.

Dans nombre d'ordres religieux à travers le monde qu'ils soient orientaux ou occidentaux, le rôle de la sexualité ou peut-être de façon plus précise, le pouvoir de ce second chakra est particulièrement étudié. A une extrémité, on trouve les voies monastiques et religieuses prônant la chasteté, qui plaident pour que les pouvoirs de la sexualité entière soient préservés à l'intérieur du corps pour être transmutés en pouvoirs et niveaux de conscience plus élevés. A l'autre extrémité, on retrouve l'école de yoga Tantrique qui préconise une sexualité extériorisée, et apprend aux aspirants les différentes façons d'atteindre l'unité et « la perfection » à travers l'énergie inhérente à l'acte sexuel. Ces deux extrêmes se rejoignent en attelant au pouvoir du second chakra les espoirs de l'individu d'avancer sur son chemin spirituel, à travers la recherche de l'unité et une relation plus profonde et plus proche avec l'Ame Universelle.

LE TROISIÈME CHAKRA

Le troisième chakra est «le lotus orné de bijoux» ou «la cité du bijou lumineux». Situé près du plexus solaire, derrière le nombril, c'est le centre du feu digestif, à partir duquel les énergies vitales sont distribuées. C'est le centre du pouvoir personnel. Dans le développement prénatal, notre source d'énergie est passée à travers le cordon ombilical donnant sa signification à la localisation de ce chakra. Si une personne est motivée d'abord à partir de ce 3e chakra, la compétition, la conquête, le contrôle de situation sont de la plus haute importance.

La sexualité, si elle prend son point de départ dans ce troisième chakra, est plus en rapport avec la conquête, la revanche et le contrôle qu'avec la procréation ou la sensualité érotique qui dépendent du deuxième chakra.

LE QUATRIÈME CHAKRA

Le quatrième chakra, incarné par le cœur, relié au thymus, est le premier chakra orienté vers la non-dualité que l'énergie montante rencontre. Il représente une transition majeure et un changement d'orientation par rapport aux trois premiers chakras. Son nom sanscrit signifie «ne s'attache pas», ou «invaincu» ou «incassable». Ce chakra est en rapport avec le principe d'unité, et nous nous orientons vers la libre volonté. Les trois chakras inférieurs sont en rapport avec les notions de cause et d'effet, mais dans ce chakra concerné par la non dualité, nous entrons dans une dynamique d'action plutôt que de réaction.

Ici avec le 4e chakra, nous trouvons la compassion,

une sensation d'appartenance, d'unité, et d'amour inconditionnel. La compassion est plus facilement accessible quand elle est libérée de la compétition et de la dualité et lorsqu'elle rejoint un sens de plénitude et d'accomplissement. L'émotion reliée au cœur est la joie et le rire, ayant pour expression la plénitude et la surabondance. Le chakra du cœur est en relation avec le sens du toucher et le pouvoir de psychokinésie.

En accord avec Campbell, le cœur est «un endroit où le son que l'on entend ne peut pas être produit par deux choses se battant l'une contre l'autre. Le seul son qui ne peut pas être produit par deux objets se battant est celui de l'énergie créative de l'univers, le bourdonnement qui préexistait aux choses et duquel les choses ne sont que matérialisation».

Quand l'énergie de la Kundalini casse la barrière entre le 3e et 4e chakra, une transformation majeure apparaît chez l'individu. En expérimentant et en «connaissant» l'unité, un changement fondamental se produit dans la personne qui prend conscience d'être réellement une partie de l'univers et de la nature. Les sensations d'aliénation et de dualité commencent à s'évaporer. Nous nous harmonisons avec la société et avec les systèmes écologiques nous entourant, et pensons en terme de «nous» plutôt que nous souciant du monde extérieur comme séparé et distinct de nous-même.

LE CINQUIÈME CHAKRA

Le cinquième chakra est relié à la gorge, à la glande thyroïde et la traduction sanscrit est «purifier». Il est relié à l'entretien et à la créativité personnelle. Dans le centre du cœur réside l'amour inconditionnel et la compassion, les deux étant impliqués avec le Don ou la notion d'être avec un autre. Dans le chakra de la gorge, se trouve la possibilité de recevoir, d'admettre, de réellement faire attention à autrui. Dans le sens ésotérique, cela veut dire recevoir la « grâce » et la sagesse, et gagner l'accès à une source intérieure sans limites. Ce chakra est relié au comportement artistique, à l'articulation des sons, l'enseignement, l'écriture, et l'expression créative de notre « véritable intériorité ». Il a une relation particulière au second chakra en ce qui concerne la création : création personnelle et création des espèces. Afin de recevoir et d'être nourri, aussi bien que d'être créatif et expressif, le yogi s'efforce d'éliminer des choses secondaires en les clarifiant afin d'expérimenter la voie sans voile et la lumière de Brahma (Dieu). Cette expérience pure amène au pouvoir (Siddhi) de claire audience, et la capacité d'endurer de longues périodes privé de nourriture et de boissons.

LE SIXIÈME CHAKRA

Le sixième chakra, Ajna se trouve à l'intérieur du crâne. Sa situation à la surface du corps est entre les sourcils, sur le front. Il est associé à la glande pinéale. En sanscrit Ajna signifie « commande ». Dans le monde occidental, il est en rapport avec le « troisième œil ». C'est le siège de la connaissance intuitive et des possibilités para-normales de la communication télépathique et des perceptions clairvoyantes. En se référant à « Yoga et psychothérapie » : « ouvrir le troisième œil signifie intégrer le côté droit et le côté gauche du cerveau. Cela signifie mettre ensemble le jugement et la discrimination qui caractérise le côté gauche du cer-

veau avec l'ouverture et... le monde intuitif qui caractérise le droit. Cela signifie mettre ensemble ces deux parties de connaissance partielle dans un tout intégré».
Dans la cosmologie du yoga, Ajna est l'endroit où Ida et Pingala se rencontrent et rejoignent Sushumna pour former le simple canal énergétique qui remonte jusqu'au 7e chakra au sommet de la tête.

A travers Ida et Pingala, il y a une connexion directe entre le 1er et 6e chakra. Pendant les méditations sur les chakras, si l'attention est d'abord donné au chakra entre les sourcils avant de stimuler les centres inférieurs, l'énergie qui va être libérée va couler dans un sens d'encouragement pour une méditation énergétique efficace.

Dans la tradition ésotérique, l'ouverture du 6e chakra amène à une forme de Samadhi, ou haut état méditatif qui se trouve en dehors du temps, de l'espace et de la causalité. Bien que cet état ne puisse pas être décrit de façon adéquate, il est associé avec un sens de bien-être parfait, d'être Un avec l'univers, sans jugement, parfaitement dans le ton avec le moment présent. A partir de cela, Ramakrishna décrit : «quand j'essaye de décrire la sorte de vision que j'ai... et de penser à la sorte de vision dont je suis témoin, l'esprit s'évade immédiatement, et il m'est impossible de parler. (L'aspirant) a alors une connaissance directe avec le Suprême lui-même... il y a seulement un écran transparent comme du verre. Le Suprême est si proche qu'il semble qu'on va fusionner, s'identifier avec, mais l'identification est encore à faire».

LE SEPTIÈME CHAKRA

Le septième centre est Sahasrara, le lotus au mille pétales, le chakra couronne. Il est associé à la glande pituitaire (épiphyse), la glande endocrine maîtresse du corps. L'énergie remontant le canal depuis le troisième œil atteint le point de Brahmin où une partie des forces s'échappe vers le chakra, pendant que le reste redescend vers les corps physique, subtil et causal de l'individu.

Dans la progression de la Kundalini, le plus haut état de conscience se trouve dans le lotus aux mille pétales. Les frontières entre moi et vous disparaissent et le vu et le non vu ont fusionné en Un. C'est le véritable Samadhi.

PURIFICATION DU CORPS ET KRIYAS

Dans les temps anciens, suivant la tradition, un aspirant yogi devait s'asseoir pendant des mois ou des années au pied de son gourou avant de recevoir l'étincelle d'énergie (Shaktipat) qui éveillerait la Kundalini et enflammerait l'énergie montante. Ce long apprentissage permettait la purification des vibrations internes de l'aspirant. Ainsi, lorsque l'énergie surgissait en remontant le long du corps, il ne s'en suivait pas de blessure, de maladie ou de psychose. Il est mentionné sans arrêt dans la littérature yogique que l'éveil de la Kundalini n'est pas sans danger, et que l'on ne doit pas s'embarquer sur ce chemin sans la présence d'un guide ou d'un maître expérimenté.

Dans l'éveil de ces énergies subtiles puissantes qui se déplacent à travers le corps, l'esprit, les émotions, les obstructions venant du corps ou des points de densité sont rencontrés. Un phénomène commun que l'on rencontre sur le chemin de la Kundalini est le Kriya. Un Kriya est une réponse involontaire venant de résistances au passage de l'énergie à travers une région dense ou congestionnée du corps. Les Kriyas peuvent être de nature majeure ou mineure : ils peuvent être temporaires, continus, ou périodiques ; ils peuvent atteindre chaque région du corps, de l'esprit et de l'âme. Des formes classiques de Kriyas physiques sont des balancements ou des mouvements involontaires du corps, des grincements de dents, des clignements de paupières, ou des spasmes de n'importe quelle partie du corps.

La première fois que je rencontrais un Kriya physique majeur fût lors d'une retraite de méditation. Un homme était couché sur le sol, pour mon œil médical entraîné, il était évident qu'il souffrait d'une crise d'épilepsie. Je me précipitais voulant lui donner des premiers soins, quand un méditant expérimenté vint vers lui, et posa doucement sa main sur sa jambe. Un moment après, la crise s'estompait et l'homme revenait à sa conscience normale. A ma grande surprise, je découvris, en parlant avec lui quelques temps après, que cette expérience n'était pas pour lui quelque chose de terrifiant, mais satisfaisant et enrichissant, et qu'il percevait ensuite un sentiment intense de paix et de sérénité. Encore une fois mon modèle médical était ébranlé, et je me demandais combien d'expériences de Kriyas avaient été diagnostiquées et traitées comme des « épilepsies ».

Les Kriyas peuvent être exprimés aussi sous des formes telles que des modifications respiratoires (pranayama spontané) des bruits (nada) ou de magnifiques mouvements des mains et des danses (mudras). Pour certains, les asanas de Hatha Yoga dérivent de nos jours de Kriya particuliers sous forme de mùdras, que des gens dans des états profonds de méditation ont pris un jour spontanément. De refaire volontairement ces positions, peut aider à ouvrir certains centres et amener à une expérience de méditation. Les Kriyas peuvent aussi prendre la forme d'explosion soudaine d'émotion, de larmes spontanées, de périodes de tristesse et de dépression, de bourdonnement, de tintement, à quelque endroit que ce soit du corps. Ils peuvent se manifester aussi par le «parler en langue» ou «l'écriture automatique». D'autres formes de comportement sont possibles en rapport avec la puissance de l'énergie de Kundalini et la nature de la résistance rencontrée. Dans les cas extrêmes, particulièrement quand un maître entraîné n'est pas présent, des comportements destructeurs ou des psychoses se sont déjà présentés.

La grande majorité des Kriyas ne sont pas à craindre. Avec une pratique de yoga, de méditation, et de purification, les obstructions diminuent dans le corps, et la tendance à observer ces Kriyas cesse.

L'ÉNERGIE DES CHAKRAS ET LA THÉORIE DU DÉVELOPPEMENT HUMAIN

L'éveil ou l'énergétisation normale, non provoquée des chakras suit une progression naturelle dans le développement humain et dans sa croissance, suivant en général des cycles de 7 ans. Le premier chakra est en rapport avec l'estime de soi et la survie. Entrant dans l'adolescence, le second chakra, chakra sexuel, est énergétisé. A la fin de l'adolescence, alors que le 3e chakra s'énergétise, un sens de conscience de soi s'éveille, de même que le pouvoir personnel augmente, avec des sensations d'être capable de conquérir le monde. Quand le 3e chakra est complètement ouvert, le pouvoir de possession, de contrôle et de compétitivité jouent un grand rôle.

Avec l'introduction de l'importance des relations dans nos vies, du mariage et de la naissance d'enfant, le besoin d'être préoccupé par les autres amène à travers l'ouverture du 4e chakra la compassion et l'amour inconditionnel. Avec le temps, pendant que les expériences de la vie s'accumulent et que la maturité approche, apparaît la sagesse, et nous prenons le rôle de « maître » ou professeur, avec une inspiration interne et une créativité intellectuelle liée à la haute énergie du 5e chakra. Approchant l'âge mur, les actes religieux de la vie deviennent plus naturellement présents, avec l'observation de la mort (et des possibles renaissances) nous amenant à travers une haute activité au 6e chakra et finalement au 7e.

Voilà l'ordre normal de progression, bien que tous les chakras agissent et empiètent les uns sur les autres à tout moment. La fonction de chacun de ces centres d'énergie est en nous tout au long de notre vie, bien que chacun de ces chakras prévaut ou « mène la danse » à certains moments en rapport avec la séquence de développement de la personne et de l'évolution de sa vie.

FENÊTRES DE PERCEPTION

Énergétiquement, le chemin que l'on suit dans la vie, ressemble à une spirale, au cours de laquelle nous percevons certaines questions relatives à la vie à partir de différentes fenêtres de perception reliées aux 7 centres énergétiques. A l'adolescence par exemple ; quand l'énergie sexuelle émerge avec force, nous voyons les questions universelles de chacun des chakras (la survie, la sexualité, le pouvoir personnel, la compassion, la sagesse, et l'intuition) à travers la fenêtre du 2e chakra. Nous interprétons notre propre histoire personnelle et nos relations avec nos parents, famille, et amis à travers cette porte. Les mêmes questions, les mêmes buts apparaissent à chaque période de nos vies dans ce mouvement spiralé, mais les implications sont différentes suivant le niveau où l'on se place.

Fréquemment ne nous retrouvons-nous pas à nous battre avec des problèmes que nous pensions avoir résolu des années auparavant ?

VISUALISATION

A travers le pouvoir de la visualisation, nous pouvons accéder consciemment à chaque « fenêtre » de chakra et influencer notre propre comportement. Par exemple, la colère (3e chakra) est une de nos émotions de base. Si nous sommes pris avec cette émotion, nous pouvons choisir différentes options pour la résoudre. Nous pouvons l'exprimer directement ; nous pouvons détourner l'énergie (la sublimer) par une action parallèle. Nous pouvons la supprimer ou « enfermer » cette énergie bien que tout le monde soit d'accord pour dire que traiter avec la colère n'est pas un chemin de santé. Nous pouvons choisir délibérément de « déplacer » la vibration de ce 3e chakra à un autre chakra et l'autoriser à s'expanser sur le mode de ce nouveau chakra. Par exemple, j'ai souvent visualisé l'énergie se déplaçant de mon troisième chakra au quatrième en autorisant la vibration de colère ou de frustration à se dissiper à travers la compassion et la compréhension.

Dans un récent atelier, des couples étaient assis face à face à environ 30 cm l'un de l'autre et il leur était demandé de «connecter» les énergies respectives de leurs chakras par la visualisation. Ils devaient faire attention pendant une partie de cet exercice, à sentir comment les énergies passaient quand leurs chakras se connectaient, à établir la complémentarité de chaque contact, et d'être conscients de la sensation d'être en connexion avec une autre personne. Puis, les couples devaient se déconnecter, faisant attention à rétablir leurs champs énergétiques propres.

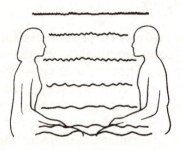

Connections des énergies venant des chakras.

En partageant cette expérience, pratiquement tout le monde avait une «sensation» quand les centres se connectaient, et une certaine conscience du degré de leur connexion. Chacun avait eu l'expérience de sentir la connexion avec l'autre. Ce qui est intéressant ici, c'est qu'un couple qui avait eu des tensions indéfinies dans leur relation depuis de nombreux mois, réussit à connecter tous les centres de façon positive sauf le troisième chakra. Au-delà de la difficulté qu'ils eurent à établir cette passerelle, une nouvelle façon de voir la nature de leur problème devint évidente, et ils purent commencer à chercher la façon de le résoudre.

LES CONSÉQUENCES DE LA SOCIÉTÉ MODERNE

Avec l'avènement de notre société à haut niveau technologique, nous sommes soumis à des champs de vibration intenses, prolongés, et de haut niveau qui n'aident pas forcément mais peuvent affecter les vibrations de nos corps subtils. Si nous y ajoutons l'usage répandu de drogues qui modifient la conscience et l'approche aisée de l'ésotérisme, les rituels permettant une ouverture douce et graduelle de nos centres profonds d'énergie ont été perdus. Le résultat net de ceci est que de plus en plus de gens, intentionnellement ou pas, ouvrent rapidement les niveaux formateurs de leur corps énergétique. Ceci a des avantages mais aussi des inconvénients.

Le principal inconvénient est la possibilité accrue de désordres physiques, mentaux, et spirituels. Nous voyons déjà cela, et c'est la raison pour laquelle des groupes tels que Spiritual Emergency Network (traduction : réseau d'urgence spirituelle) ont été créés pour propager l'information et fournir une orientation professionnelle. De plus en plus de gens deviennent conscients, soit à travers une expérience personnelle soit une étude académique, de la nature de ces glissements énergétiques profonds, et ils apprennent à agir comme des guides et des maîtres, apportant un support dans certaines périodes de transition difficile. A cause de la fréquence vibratoire très haute de notre société moderne, et de notre éloignement plus important des rythmes de la nature, je pense que nous allons voir des phénomènes de Kriyas s'exprimant de façon différente de ceux qui ont été expérimentés et rapportés dans le passé.

L'avantage par contre de ces ouvertures accélérées par rapport à ces énergies formatrices est un potentiel nouveau. Si Gopi Krishna croit à juste raison que l'éveil de la Kundalini est une force d'évolution normale chez les humains, et si l'ascension de l'échelle des chakras amène de la compétition vers la coopération et la sagesse, le fait que les gens soient de plus en plus exposés à ces expériences peut avoir un effet très positif. Les hautes vibrations présentes dans notre société doivent nous aider à coopérer avec elles. En apprenant à diriger ces énergies dans un sens de création et de santé, nous pouvons découvrir finalement que la fusion de notre société à haut niveau technologique avec les anciens systèmes de connaissance peut être un catalyseur pour créer un monde meilleur.

3
FONDATIONS DE LA PASSERELLE ÉNERGÉTIQUE

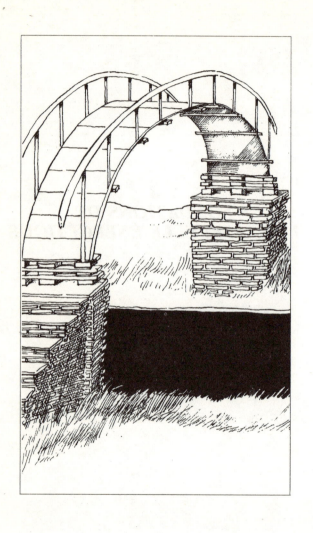

Le divorce entre les événements scientifiques et les faits religieux n'est peut-être pas nécessairement éternel comme cela semble à priori. L'opinion impersonnelle et rigoureuse de la science peut peut-être un jour apparaître comme avoir été une excentricité utile plutôt que la position triomphante, catégorique que les scientifiques sectaires d'aujourd'hui proclament d'un ton assuré.
William James

Le travail énergétique thérapeutique semble souvent « impalpable » aux personnes habituées aux méthodes scientifiques modernes. Comme tout phénomène en physique moderne, la preuve de son existence est seulement constatée sur les effets reproduits sur les phénomènes l'environnant ; ces effets ne peuvent pas « être vus » au sens classique. Prenons un exemple : bien que l'électricité ne puisse pas être vue à œil nu, sa présence est évidente quand elle illumine une ampoule ou fait tourner un moteur. Nous « expérimentons » la présence de l'énergie de la même façon que nous expérimentons d'autre phénomènes tels que les pensées et les sentiments qui ne peuvent pas être vus non plus avec les yeux ou avec des mesures objectives.

Quand nous expérimentons pour la première fois,

le mouvement, la forme et l'équilibre de l'énergie comme une entité elle-même distincte du corps physique, il n'est pas rare de douter de nos propres perceptions. Des pensées telle que «Est-ce que je sens vraiment cela?» ou «cela se passe-t-il réellement?» ou «ce doit être un fruit de mon imagination» sont des pensées courantes.

Quand nous apprenons pour la première fois à travailler avec l'énergie, il est d'une grande aide pour l'étudiant d'être dans un environnement qui le supporte, avec des gens qui sont également intéressés et avec d'autres gens qui vont dans le même sens, il est plus dur de valider ses propres expériences. Si par exemple, un étudiant pense avoir vu un champ aurique et qu'il se trouve en compagnie de gens qui n'en ont jamais vu ou qui n'y croient pas, l'étudiant peut faire peu cas de sa propre expérience quelqu'en soit sa validité.

En apprenant à fonctionner avec l'énergie du corps, il est intéressant d'établir des règles de base. Nous avons élaboré dans ce chapitre un nombre de modèles, d'expériences thérapeutiques, de définitions, de principes, et de guides afin d'aider l'étudiant en travail énergétique.

La plupart des «matériaux» que l'on va trouver ici sont extraits du système d'acupressure structurelle appelée : «zero balancing». Il est bien entendu que ces exercices ne signifient rien tout seuls mais qu'ils sont à intégrer dans un système thérapeutique complet. Ils sont sortis de leur contexte du «zero balancing» afin d'apporter des exemples de la façon dont on peut expérimenter l'énergie.

PERCEVOIR L'INVISIBLE

Nous avons 4 dons naturels pour percevoir l'invisible. Ce sont la connaissance intuitive, les visions, les prophéties, et les perceptions venant des sens. Un petit nombre de personnes apprennent à être qualifiés pour utiliser ces sens de façon consciente et délibérée, bien que nous soyons tous nés avec ces capacités. Avec de l'entraînement et une dose d'effort, la plupart des gens sont capables d'amener à la surface un ou plusieurs de ces talents. Chacun d'eux peut être utilisé pour évaluer le mouvement et l'énergie dans la nature et dans le corps humain, bien que chacun ait un usage spécifique en fonction de la nature de l'énergie.

Dans ce chapitre nous allons passer en revue les matériaux en rapport avec le don naturel de perception sensitive et énergétique à travers nos mains.

LA PERCEPTION DE L'ÉNERGIE

— *Scanning à distance*

Les champs vibratoires du corps s'étendent au-delà des frontières visibles. La distance et l'intensité varient suivant la vitalité et la santé de la personne. Si nous approchons une main du corps de quelqu'un, nous sentons de la chaleur, une vibration, de la densité, ou un «coussinet» — une sensation de protection invisible ou de champ s'étendant au-delà de la surface de la peau. Certains comparent cette expérience sensorielle, aux champs de force de deux aimants placés bout à bout présentés par leur pôle opposé, bien que dans le corps, la perception soit plus douce et plus subtile. Cette perception se présente à des distances variables, en général de 3 à 25 cm de la surface de la peau.

A ce niveau si nous plaçons la main parallèle au corps et si nous la bougeons, nous pouvons sentir des modifications de température et de densité de ce coussinet ou quelquefois des picotements dans les paumes.

En faisant ce «scanning», maintenez la main en mouvement. Les champs d'énergie sont perçus dans leur densité diverse. Il est important de mobiliser la main à la bonne vitesse (peut-être 25 cm pour 2 ou 3 secondes), à la bonne distance (3 à 25 cm suivant la perception que vous avez du coussinet), de tenir la main relâchée, et d'avoir l'esprit réceptif.

Un exercice pratique est de faire ce scanning sur le corps de quelqu'un puis d'une autre personne et de comparer les deux expériences. Il y a des sensations et des sentiments différents venant du point de vue de la personne faisant le travail et de la personne recevant ce travail.

Le scanning est très utile pour évaluer les champs énergétiques, les chakras du corps, l'énergie mobilisée à travers les méridiens et les champs d'énergie se trouvant juste sous la peau. En thérapeutique, j'utilise souvent le scanning afin d'équilibrer ces champs énergétiques. Certaines fois, la main bouge d'une telle façon qu'elle encourage le flux et l'équilibre; dans d'autres situations l'une ou les deux mains doivent être tenues de façon immobile au dessus du patient pendant que l'énergie du patient s'oriente autour de cet endroit; enfin dans d'autres situations les mains sont positionnées en bipôle afin de créer une passerelle pour cette énergie. Des techniques spécifiques varient suivant les systèmes thérapeutiques, le style personnel du thérapeute, et les fonctions énergétiques souhaitées.

— *Palpations manuelles*

Les champs d'énergies traversent le corps physique et nous ne pouvons absolument pas toucher une personne sans rencontrer en même temps ces champs. Cependant, du point de vue expérimental, nous pouvons toucher le corps physique sans avoir conscience d'être en contact avec l'énergie elle-même. Il est très commun d'être touché et d'avoir juste la sensation d'être touché au niveau physique. Il est possible de se faire masser pendant une heure et de n'avoir pas de contact significatif au niveau énergétique où se passe le « toucher essentiel ».

LE TOUCHER ESSENTIEL

Le toucher essentiel est un concept de base. Il signifie être touché ou être en contact avec le mouvement énergétique d'une autre personne, d'un animal ou d'un objet. Ce concept est plus en rapport à la qualité du contact qu'à une méthode ou à une technique. Il se réfère « au contact » entre deux personne à travers une étreinte, deux mains serrées, ou un contact par les yeux. Puissent les gens décrire cela comme une expérience de « connexion » avec l'autre qui transcende le contact physique lui-même.

Le toucher essentiel est une exigence de base du travail énergétique. La plupart des gens sont d'accord pour dire que c'est « plus difficile à décrire qu'à faire ». C'est une connexion naturelle entre personnes, et la plupart des gens ont de telles connections sans être conscients de cela ou sans être conscients de leur « utilité ». Voici un premier exemple du toucher essentiel : une mère prend dans ses bras un enfant qui pleure et l'enfant se calme tout de suite et se trouve bien par le contact qu'il entretient avec sa mère.

En thérapeutique, rendre ce processus conscient est très utile et permet d'être capable de choisir ce contact. Le paradoxe est que si nous essayons intellectuellement de faire cela ou si nous le recherchons avec notre esprit analytique la connexion se bloque et rien ne se passe. La personne qui travaille avec l'énergie apprend à utiliser le toucher essentiel de façon «instinctive consciente». Cela devient l'outil de base pour accéder aux champs énergétiques.

Il y a de nombreuses sensations, la plupart en rapport avec la sensation de mouvement ou de vitalité, qui nous permettent de savoir que nous nous engageons dans un champ énergétique. Nous pouvons percevoir une vibration fine dans le corps de l'autre personne ou dans son aura semblable aux sensations que nous percevons en contact avec un courant de bas voltage. Cela peut être décrit comme un picotement, un bourdonnement, une sensation de fraîcheur, un tintement, la «chair de poule» ou d'autres sensations subtiles que certains appellent «vibrations». Nous pouvons percevoir aussi une plus grande sensation de mouvement comme si le corps de la personne ou le nôtre était en train de s'élargir ou se contracter, bien qu'il n'y ait pas de changement physique.

Pensez à la sensation que l'on a lorsqu'on se tient debout sur un tapis roulant dans les aéroports ou lorsque l'on marche sur un tapis roulant. La sensation que j'ai, lorsque je marche sur la surface mouvante d'un tapis roulant est la même que lorsque je rencontre pour la première fois l'énergie d'une personne. Quand je reste immobile sur ce tapis roulant, la sensation est analogue à celle que j'ai lorsque je contacte le mouvement énergétique d'une autre personne à partir d'une position de repos de ma personne. Quand je marche sur le tapis roulant, mettant mon corps en mouvement, c'est semblable à la sensation que j'ai quand je ressens le corps énergétique d'une personne à partir de mon propre mouvement ou de mon propre corps énergétique.

Quelquefois quand nous entrons en contact énergétiquement avec une autre personne, nous avons la sensation de mouvements «potentiels», qui sont la présence d'énergie dans un état statique temporaire. Si nous nous appuyons contre un arbre avec notre corps physique, nous percevons quelque chose de solide, d'immuable, et «qui n'est pas vivant». Mais si nous pénétrons à l'intérieur d'un arbre avec notre champ énergétique, nous avons la sensation que l'arbre est vivant, viable, et flexible. Même si nous ne pouvons physiquement pas bouger l'arbre, nous pouvons presque le sentir se pencher, en réponse à notre contact.

Un exemple clinique de ce mouvement potentiel est la palpation de la tête d'une personne. Si nous la palpons au niveau physique, nous ressentons un globe solide sans réponse; si nous la palpons d'une façon énergétique sa malléabilité est apparente. Pour renforcer cette affirmation, nous pouvons faire l'expérience de palper un nombre important de crânes et nous nous rendons compte que certains sont plus «doux» que d'autres et qu'à l'occasion on peut en sentir un trop «dur».

FULCRUMS : CRÉATION DE PASSERELLES SIMPLES POUR UNE RÉPARTITION DE L'ÉNERGIE

« Un "fulcrum" est un point de balance : une position, un élément ou une action à travers laquelle, autour ou par les moyens de laquelle des potentiels vitaux sont expérimentés. » (Extrait du dictionnaire américain Heritage)

Le fulcrum le plus simple est créé par la pression directe d'un ou plusieurs doigts dans le corps afin d'avoir un support ferme, autour duquel le corps peut s'orienter. Le fulcrum a besoin que l'on soit suffisamment «profond» à l'intérieur du corps pour que les perceptions physiques des tissus ne gênent pas. C'est le point jusqu'où on peut aller avant qu'une résistance du tissu ne soit ressentie sous nos doigts. Le principe de base étant que l'on doit «entrer en contact» avec le corps énergétique de la personne. Ceci est obtenu en abandonnant les sensations du corps physique, ainsi *tout mouvement supplémentaire de notre part sera transmis directement dans le vécu de la personne.*

Ce principe peut être aussi démontré en remplissant un ballon d'eau jusqu'à ce qu'il fasse environ 30 cm de diamètre. Posez le sur une table et posez vos doigts dessus. Retenez les doigts et soyez sensibles à la pression des dernières phalanges. Notez au début le relâchement des tissus de vos doigts ainsi que le relâchement du ballon. Une pression plus appuyée va vous connecter avec la masse d'eau à l'intérieur du ballon. A ce moment les doigts agissent comme un fulcrum pour le ballon. Une fois en contact avec le ballon de cette façon le fulcrum peut être maintenu de façon superficielle ou pénétrer plus profondément à l'intérieur du ballon en exerçant plus de pression avec les doigts. A chaque point de balance ou de fulcrum ; une fois en contact solide avec la matière, la masse du ballon s'oriente autour des doigts, et toute pression ultérieure va se répercuter au niveau énergétique...

Les fulcrums peuvent être créés de différentes façons. En plus de la pression directe avec les doigts ou la main, ils peuvent être développés par des mouvements tels que des étirements, des pressions, une torsion, une courbure ou un glissement.

Un élastique peut illustrer l'étirement d'un fulcrum. Prenez un élastique, étirez le jusqu'au maximum de sa course. A ce moment l'élastique est «contacté», et tout mouvement supplémentaire va étirer la structure de l'élastique lui même.

En appliquant une traction au bras ou au cou d'une personne, j'utilise souvent ce que j'appelle «un vecteur en demi lune», qui combine un mouvement d'allégement du corps et une traction ; qui se traduisent par une élongation en courbe. Tout cela sur le même principe : une fois que nous avons été au-delà du relâchement physique, nous avons établi un interface, un fulcrum. Tout mouvement supplémentaire de notre part va être senti par l'autre personne ; tout mouvement du corps de l'autre personne sera ressenti par nous. Nous sommes en contact avec son corps énergétique.

A partir de ce point, nous pouvons évaluer directement la sensation de mouvements présents, les vibrations et les courants, ou en ajoutant plus de mouvements sentir les réponses du corps.

— *L'harmonie fine des fulcrums*

En utilisant un fulcrum, je me surveille moi-même en me demandant, «quelle est la sensation du patient?» et «comment le ressentirais-je si cela m'était appliqué?». Ces deux genres «d'auto-questions» m'aident à diriger la façon de tirer plus douce ou plus forte, de faire plus de mouvements de torsion et pour établir le niveau exact d'interaction ou de balance où je peux connecter le plus complètement la personne. De plus, je peux demander de façon spécifique à la personne comment elle ressent cette force : «Est-ce que il ou elle a l'impression de se sentir mieux ou plus "essentiel"?» Avec un fulcrum dans l'axe, le niveau optimum de travail est atteint lorsque la pression est ressentie comme «une douleur qui fait du bien». J'appelle cela le niveau «hédonique». Il est correct de dire que les sensations bonnes, axées, ou correctes vont amener à un équilibre bénéfique à l'intérieur du champ énergétique.

GUIDE POUR L'ÉVALUATION A PARTIR DU TOUCHER

Quand nous posons nos mains sur quelqu'un d'autre et que nous établissons un contact à travers le toucher essentiel, nous nous trouvons avec deux corps physiques et deux systèmes énergétiques conjoints. Nous avons à faire la distinction entre ce que nous percevons de notre propre corps et ce que nous percevons du corps de l'autre. De plus, nous avons à faire cela aussi bien pour le corps physique que pour le corps subtil. La question que je pose à ce point est «qu'est-ce qui est à moi, qu'est-ce qui est à lui?»

RELATION THÉRAPEUTIQUE

Quatre relations physique-énergétique sont possibles. Le thérapeute peut évaluer le corps physique du patient (la particule, les composants fixes) ou le corps énergétique (onde et mouvement) ainsi que son propre corps physique et son propre corps énergétique. Considérons cette analogie : nous pouvons être des observateurs d'un train à l'arrêt ou nous pouvons regarder passer un train. Nous pouvons également être dans un train en mouvement regardant la campagne immobile ou nous pouvons être dans un train en mouvement regardant un autre train en mouvement. Une situation particulière se présente, dans ce dernier exemple, quand notre train bouge dans la même direction et à même vitesse que le train qu'on regarde. Nous avons alors l'illusion d'être immobile, le monde autour étant en mouvement.

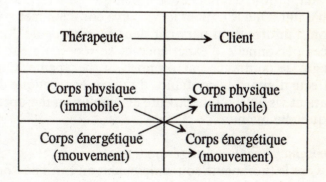

4 schémas possibles de relation :
thérapeute-patient.

La relation la plus simple entre un thérapeute et un patient est la suivante : lorsque le thérapeute «regarde le train d'un endroit avantageux, bien enraciné dans le sol». Celui qui regarde est fixe et évalue les composants statiques ou mobiles de l'autre personne. La relation la plus complexe entre le thérapeute et le patient se trouve quand le thérapeute essaye d'évaluer le mouvement de quelqu'un d'autre, lui-même ayant une base mouvante — comme regarder passer un train alors que nous sommes nous-mêmes à l'intérieur d'un train qui roule. Dans ce cas, personne n'est enraciné. Si le thérapeute ne fait pas grandement attention, il en résulte un manque de clarté et une confusion. Si il se trouve que les systèmes énergétiques du thérapeute et du patient évoluent en phase ou synchrone — comme deux trains allant à la même vitesse — se présente une illusion de stabilité alors qu'il n'y en a pas du tout.

Les perceptions du patient
Tout le temps où le thérapeute est investi dans son travail, le patient perçoit le thérapeute, sa capacité d'adaptation, de toucher et son intérêt pour le travail qu'il fait. Que le patient le perçoive consciemment ou non, l'information parvient dans sa banque de données personnelle d'expérience et se répercute sur le degré de confiance par rapport au thérapeute. Ceci affecte d'abord la confiance du corps énergétique du patient vis à vis du thérapeute et l'évolution thérapeutique elle-même.

Débranchements « énergétiques »
Que le thérapeute soit simplement en train de donner des exercices énergétiques ou soit en train d'évaluer l'énergie et de l'équilibrer, il y a des raisons importantes pour se débrancher fréquemment, périodique-

ment de l'autre personne. Si des champs énergétiques restent en contact trop longtemps, une accommodation se produit, et nous perdons la capacité de lire ou d'expérimenter la différence entre «eux» et «nous». Un exemple commun de ce phénomène d'accommodation est lorsque nous marchons dans une pièce où l'on sent une odeur particulière. Au début l'odeur retient notre attention, puis après un court instant nous ne la sentons plus. Comme pour l'odeur, nous nous accommodons rapidement aux connections énergétiques.

Une autre raison pour débrancher fréquemment au point de vue énergétique est, que, avec des connections prolongées, une personne peut canaliser l'énergie de l'autre, un peu comme lorsque une batterie est laissée connectée à un phare ou une autre charge.

GUIDE POUR ÉVALUER LES RÉPONSES DU CORPS ÉNERGÉTIQUE

Il n'existe pas deux personnes identiques, et un nombre de réponses différentes sont possibles à une connexion énergétique essentielle.

Élongation
Un phénomène fréquent est la sensation d'élongation du corps énergétique de la personne. Dans le Zero Balancing, j'ai souvent fait cette expérience en activant le courant central à travers la colonne, à l'aide d'une traction sur les jambes. En maintenant la traction constante, je sens comme si la personne s'allongeait de 20 ou 30 cm ou plus au-delà de ses limites physiques. Ceci est plus apparent quand mes yeux sont

fermés. Quand j'ouvre les yeux, le corps physique n'a pas changé ; la sensation du corps énergétique donne l'impression qu'il s'est étiré dans mes mains. Cette perception peut être accompagnée par des sensations de flux d'énergie dans mes mains. Une fois que je suis en rapport avec l'énergie, je suis en rapport avec la sensation de mouvement. En Maintenant la traction, j'arrive en général à un point où l'élongation s'arrête et les limites du corps énergétique sont atteintes proportionnellement à la traction exercée.

Extension

Ayant atteint cette limite, deux possibilités se présentent : la première est que le corps du patient semble arriver à un repos dans cette position d'extension et reste calme. Quand cela se présente je diminue doucement ma traction sur le corps énergétique puis sur le corps physique, et je remets les jambes doucement sur la table. Le patient se trouve de façon significative très relaxé, en général dans un état de conscience modifié. Je donne alors à la personne un moment afin de « revenir » à une conscience normale, d'apprécier l'expérience, et j'attends qu'elle soit complètement présente avant de bouger.

Contraction

La deuxième réponse du corps énergétique ayant subi une élongation est de se contracter lui-même et de se retirer de mes mains. A ce moment-là, je dois décider si je vais dans le sens du rebond où si je m'ancre. Les deux réponses vont amener la personne dans un état plus profond de conscience modifiée, plus par l'ancrage que par le rebond.

Rebond

Si je choisis d'aller dans le sens du rebond quand le corps énergétique se rétracte, je bouge avec lui, offrant juste assez de résistance pour que l'énergie de rétraction ait quelque chose à tirer jusqu'à ce que le courant s'arrête. C'est comme laisser un élastique revenir à sa position de repos, tout en sentant l'étirement se relâcher petit à petit jusqu'à la position neutre. Alors je repose les jambes de la personne sur la table.

Ancrage

Si je choisis d'explorer un état de conscience modifié plus profond de la personne, je vais ancrer l'énergie de rebond en maintenant la même force sur les jambes. La sensation va être que le champ énergétique va s'éloigner de moi et que la personne va s'allonger dans la direction opposée. Il peut arriver que le patient s'allonge de quelques centimètres au-delà du bout de la table. Cet ancrage demande une certaine force à laquelle je dois être préparé. Une fois la dynamique lancée j'attends que le corps de l'autre personne revienne au point de départ ou revienne «entre mes mains», avant de reposer les jambes sur la table.

Quelquefois le corps énergétique ne revient pas facilement et reste dans une position d'élongation; je peux renverser cela en rajoutant un léger stimulus : en serrant plus fort mes mains, ou en appliquant une nouvelle traction sur les pieds ou en demandant simplement à la personne de revenir. Quand le champ énergétique a rejoint le corps physique, je débranche et permets à la personne de se réorienter.

Flottement

Parfois avec la traction sur les membres inférieurs,

le corps énergétique s'allonge et je ne le sens pas « s'arrêter ou rebondir ». A la place, je sens un flottement continu traverser mon corps, et je peux sentir ma propre forme changer. Dans cette situation j'ai enraciné de façon excessive la personne et je suis entré par inadvertance dans l'énergie de cette personne, alors que le courant énergétique passait à travers elle vers la terre. Nous allons tous les deux dans la même direction (souvenez vous de l'analogie du train), et il n'y a plus d'interface efficace. Ceci peut énergétiquement nous vider. J'enracine plus profondément mes pieds, centre mon corps, maintiens ma prise et change l'angulation de la traction. Ce changement d'angulation peut se faire dans n'importe quelle direction. Si le flottement continue, j'effectue des petits mouvements de secousse, comme pour accrocher l'hameçon à un poisson. Une fois que l'énergie est « stabilisée », j'établis un interface entre patient et moi, et je continue à maintenir mon fulcrum.

ÉVALUATION ÉNERGÉTIQUE DU CORPS SUBTIL

Le modèle énergétique de base décrit au premier chapitre se résume en : un flux énergétique des courants verticaux du flux universel de vie, garant de notre unité avec la nature ; un flux énergétique interne (profond, moyen et superficiel) garant de notre individualité ; et un champ de base s'insinuant à travers l'être entier. Ils sont tous mélangés permettant le fonctionnement du corps subtil.

En l'état actuel de connaissance de ces flux énergétiques cependant, les tissus qu'ils traversent sont plus signifiants que la fonction de ces flux. Aussi, la discussion sur l'évaluation énergétique de notre modèle sera basée sur les tissus du corps. Précisément, nous allons commencer avec les courants énergétiques dans les os eux-mêmes. Le squelette va être étudié en terme d'articulations libres et mobiles (le niveau profond du système énergétique interne) et d'articulations fondatrices de base (courants énergétiques verticaux). L'étude des tissus mous du corps (niveaux moyens et superficiels de nos courants internes) puis de l'énergie qui existe librement dans les tissus de tout le corps (le champ de base) suivra. Enfin, des commentaires spécifiques impliquant des articulations isolées seront inclus.

ÉVALUATION DES OS

La lecture des courants énergétiques dans la structure osseuse elle-même peut être plus facilement trouvée en évaluant les os longs du corps. Il est un axiome général disant que personne n'est symétrique. Deux avant-bras ne vont jamais avoir la même énergie.

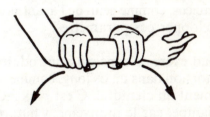

Les courants d'énergie dans les os :
Créer une tension et courber doucement l'avant-bras.

Prenez l'avant-bras d'une personne au dessus du poignet et sous le coude, et courbez doucement l'avant bras.

Après avoir «tendu» le corps physique et les tissus mous, la résistance de l'os lui-même va être rencontrée. Faites un mouvement en arc dans un sens puis relâchez doucement la tension; puis, faites un mouvement en arc dans le sens opposé. Faites cela plusieurs fois, une fois les yeux ouverts puis une fois les yeux fermés. Répétez l'exercice sur l'autre avant-bras de la personne et comparez.

Sur un bras «normal», sans blessure, le bras va décrire un arc plus facilement dans une direction que dans l'autre; un arc va sembler bloqué; ou l'arc va suggérer un mouvement de torsion, de la même façon, un avant-bras va être perçu comme une barre d'acier tandis que l'autre va être perçu comme du caoutchouc.

Dans l'évaluation du corps, on observe une grande variation par rapport aux normes théoriques. Nous devons chacun établir pour nous-même une échelle de normalité, afin de déterminer si la réponse ou la fonction est acceptable. Un large éventail peut être enseigné, mais chaque praticien doit en dernier lieu développer son propre sens des variations normales. De simples exercices, comme celui de l'avant bras ci-dessus aide à développer ces paramètres.

Un second exercice consiste à introduire un mouvement de torsion dans un os long, comme si l'on essorait doucement un chandail. C'est plus facile à réaliser sur la jambe, car le mouvement naturel de rotation de l'avant bras apporte la confusion entre le mouvement physique et l'élasticité de l'os. Mettez un main juste au dessus de la cheville et l'autre main sous le genou. Étirez les tissus mous et doucement faites une torsion dans un sens, sentant la résistance de l'os. Refaites la même chose dans la direction opposée.

Comme les os sont plus denses dans la jambe que dans l'avant bras, et comme les muscles sont plus lourds il faut plus de temps pour percevoir les courants énergétiques interagissant avec le mouvement de torsion. C'est exagéré de dire que l'énergie à ce niveau se déplace à la vitesse de la mélasse, mais le principe est vrai.

Faites cet exercice avec plusieurs patients. Faites en l'expérience trois ou quatre fois en un temps court, puis comparez les expériences les unes aux autres. De partager les expériences permet de valider les perceptions, de leur donner une authenticité, et mieux d'explorer d'autres possibilités.

En débutant dans le travail énergétique, le but n'est pas de juger quelqu'un, de savoir si il est bon ou mauvais, normal ou pas, mais plutôt de décrire l'expérience pour soi et ainsi de devenir sensible à ce que l'on peut sentir entre des mains. Cette sensation est rehaussée si d'autres «travaillent» sur nous faisant ainsi l'expérience de notre propre corps et percevant les différences de toucher.

Ne jamais recevoir de traitement ou de massage est manquer une des plus profondes leçons sur l'énergie du corps.

Fractures consolidées

L'évaluation des mouvements de l'énergie, à partir des anciennes fractures des os du corps, donne un aperçu intéressant des courants énergétiques. Au niveau des anciens foyers de fractures, le champ énergétique semble lourd et dense, il a une vitalité faible, ou peut être désorganisé et chaotique. Ces caractéristiques sont en rapport avec le processus de consolidation et avec les «passerelles» de consolidation par delà la zone fracturée. Bien évidemment, plus la fracture est sévère, plus grandes sont les possibilités de trouver des champs énergétiques dénaturés. Il peut exister cependant des personnes ayant eu de graves fractures qui consolident harmonieusement au point de vue énergétique.

Lorsque j'aborde ce sujet dans des séminaires, une question classique est de savoir si ces champs chaotiques ou de moindre vitalité peuvent être améliorés; normalement, ils le peuvent. Il faut alors induire des champs de force supérieurs et les maintenir pendant un moment.

Par exemple, sur une ancienne fracture de l'avant bras, je vais d'abord évaluer les courants, comme dans l'exercice de l'arc. Si cela convient, je vais équilibrer les champs en agrippant l'avant bras au dessus du poignet et sous le coude; puis retendre les tissus en étirant mes mains... Dans cette position, je peux ajouter un étirement supplémentaire puis une composante de torsion si nécessaire. Je maintiens dans cette position, en étant réceptif au relâchement de l'os, pendant un temps assez court (15 à 20 secondes) puis je relâche doucement.

Je dois noter, en réévaluant les forces, une perte de l'asymétrie de ces champs de force et une plus grande liberté de mouvement énergétique le long de l'os. Je m'autorise trois manœuvres pour observer un changement ou l'augmenter.

ÉVALUATION DE L'ÉNERGIE DU SQUELETTE : LE COURANT VERTICAL

Le courant universel de vie pénètre le squelette par la tête, descend à travers les os crâniens, les articulations inter-vertébrales, costo-vertébrales, la colonne vertébrale, les articulations sacro-iliaques, les os des membres inférieurs jusqu'aux métatarsiens et rejoint la terre par les pieds. Le courant parallèle entre par la partie supérieure de la ceinture scapulaire, coule le long des apophyses transverses et rejoint le courant universel de vie dans le bassin. Ces courants descendent également à travers la ceinture scapulaire et sortent par les mains. Ces courants verticaux peuvent être repérés à l'aide de deux groupes d'articulations : les articulations fondatrices et les articulations semi-fondatrices.

Articulations fondatrices
On retrouve dans ce groupe les os crâniens, les articulations sacro-iliaques, du tarse, du carpe et la symphyse pubienne. Les articulations fondatrices aident à la transmission et à l'équilibre des forces mécaniques et énergétiques du corps plutôt qu'au mouvement et à la composante locomotrice du système musculo-squelettique. Elles sont en rapport direct avec le «paratonnerre» descendant le long de la colonne vertébrale.

Toutes les articulations fondatrices ont une amplitude de mouvement réduite. Dans certains cas, il y a discussion quant à savoir même si ces articulations sont mobiles. L'enseignement scientifique occidental penche en faveur d'une absence de mouvement des os du crâne de l'adulte. Une petite minorité de médecins,

Les articulations fondatrices les plus importantes.

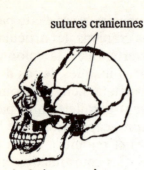
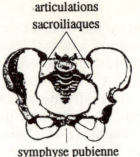

Articulations craniennes

Articulations sacroiliaques et symphyse pubienne du bassin

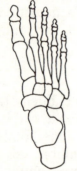
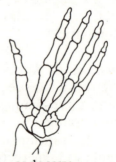

os du tarse
(5 os du tarse
sont visibles sur 7)

os du carpe
(7 os du carpe sur 8
peuvent être vus ici)

Articulation
du tarse du pied

Articulation
du carpe de la main

suivant cependant les ostéopathes crâniens croient que les os crâniens non seulement bougent, mais qu'un mouvement équilibré est nécessaire à la physiologie de l'homme. Il existe aussi des divergences quant aux mouvements des articulations sacro-iliaques. Certains livres médicaux prétendent qu'il n'y a pas de mouvement, d'autres oui, mais que ce mouvement n'est pas significatif, d'autres prétendent que les articulations sacro-iliaques sont mobiles seulement durant l'enfance; d'autres encore disent que ce sont les articulations les plus importantes du mécanisme pelvien. Il est intéressant de noter que la plupart des textes anatomiques indiquent que les articulations sacro-iliaques ont les caractéristiques d'une articulation mobile libre.

Une caractéristique importante de ces articulations est qu'il n'y a pas de mouvement volontaire possible. Les mouvements volontaires d'une articulation sont rendus possibles grâce aux tendons musculaires. Les articulations fondatrices ont des ligaments et/ou des fascias qui tendent les surfaces articulaires mais n'ont pas de structure musculaire. Le mouvement qui peut se produire est une réponse à des forces agissant sur cette région plutôt qu'un mouvement dont le point de départ serait dans cette région; ce mouvement est au-delà de notre contrôle conscient.

A cause de l'absence de mouvement volontaire, quand il se produit un déséquilibre ou lorsqu'une fonction est modifiée, le corps cherche une compensation plutôt qu'une solution.

Le mécanisme de compensation s'étend largement et atteint d'autres structures en rapport avec ces articulations. Ces modèles de compensation vont s'enfermer dans le corps, limitant d'autres fonctions et d'autres possibilités.

Lié à l'anatomie des ligaments et des fascias de ces articulations fondatrices, le mouvement ne peut se produire qu'à l'intérieur des limites de l'amplitude articulaire, les ligaments sont sous tension permanente et chaque limitation de mouvement donne une lecture directe des éléments énergétiques de cette articulation. De toutes les articulations du corps, ce sont celles qui sont les plus liées au corps subtil.

Articulations semi-fondatrices

Ces articulations sont une sous catégorie des articulations fondatrices. Les plus importantes sont les articulations inter vertébrales, les articulations des côtes (costovertébrales, costotransversaires et sterno costales). Les moins importantes (à notre point de vue énergétique) sont les articulations sterno claviculaires et les premières côtes.

Elles ont les mêmes caractéristiques que les articulations fondatrices. Elles ont une petite amplitude, bien que celle-ci soit beaucoup plus significative que pour les articulations fondatrices. Elles fonctionnent au-delà de notre niveau de contrôle volontaire, bien qu'il y ait des insertions musculaires. Par exemple, des muscles font une passerelle d'une vertèbre à l'autre, et ces muscles sont mobilisés lorsque nous bougeons la colonne vertébrale dans son ensemble. Cependant il est pratiquement impossible de contracter un groupe musculaire entre deux vertèbres (disons L3 et L4) de façon isolée. Un but important dans l'éveil de notre conscience consiste à localiser mentalement l'articulation L3 L4!

Les principales caractéristiques de ce groupe sont semblables à celles des articulations fondatrices. Elles servent aussi de passerelles' entre l'anatomie physique et subtile, et l'évaluation de leurs paramètres d'amplitude nous donne une information directe sur les mécanismes plus profonds de l'individu.

Les articulations semi-fondatrices les plus importantes.

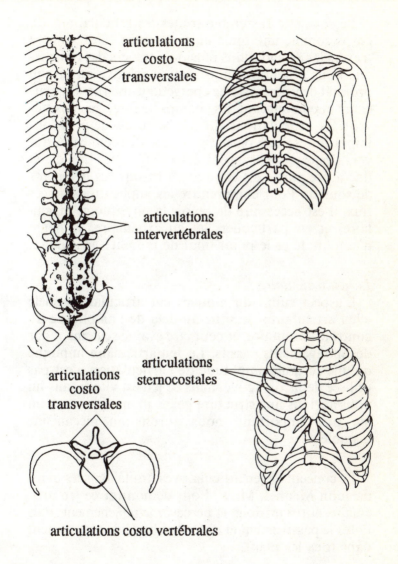

ÉVALUATION DE L'ÉNERGIE DU SQUELETTE : NIVEAU PROFOND DU COURANT INTERNE

Le squelette rassemble toutes les articulations du corps comme une seule unité intégrée. C'est donc à travers les articulations plus qu'à travers des os isolés que nous obtenons l'information relative au niveau profond de notre système énergétique interne. En marchant et en bougeant, les champs de force générés suivent les articulations du squelette de deux façons importantes : une partie se courbe directement à travers l'espace séparant les deux extrémités de l'os, et une autre partie est conduite à travers les ligaments de soutien. Pour comprendre les implications de ces flux, il est nécessaire de revoir la physiologie articulaire, et en particulier, le jeu articulaire, le degré d'amplitude et le point final de mobilité articulaire.

Le jeu articulaire
L'aspect subtil du mouvement articulaire appelé «Jeu articulaire» se situe au-delà de l'amplitude du contrôle volontaire, et peut être évalué seulement par des mouvements passifs. Le Jeu articulaire implique qu'une certaine amplitude de l'articulation n'est pas utilisée de façon active, mais ce jeu est vital : sans lui nous aurions une structure gelée, immuable ; avec un jeu trop important, nous aurons un mécanisme instable.

Le concept de jeu articulaire est traité dans les livres de John Mennel, M.D.. Pour démontrer ce jeu articulaire, étirez un doigt et percevez le relâchement. Puis faites le passivement et notez la liberté de mouvement dans tous les plans.

Les muscles ne peuvent se contracter complètement que si une partie de la contraction est donnée à l'articulation. Une altération du jeu articulaire va nuire à l'articulation elle-même mais les muscles aussi ne pourront fonctionner normalement. Les effets secondaires sur les muscles activant l'articulation vont finalement apporter des problèmes au tissu musculaire.

D'un point de vue énergétique, le jeu articulaire ajoute de l'élasticité à l'articulation et a un rôle d'amortisseur et d'absorbeur de choc entre l'os et les cartilages. Pour mettre en évidence ce rôle d'amortisseur, il suffit de séparer et comprimer doucement les extrémités articulaires de l'os; une information est ainsi apportée à l'interface entre les structures physique et énergétique des extrémités articulaires. Si cet interface est trop étroit l'énergie courbe cet espace trop facilement, si cet interface est trop large, le courant énergétique n'est pas perçu...

Amplitude de mouvement (ROM — Range of motion)
Chaque articulation libre de se mouvoir a une « amplitude de mouvement » (*ROM*) normale, sous contrôle volontaire. Au cours de l'examen médical occidental classique, nous évaluons les mouvements actifs et les mouvements passifs; à savoir : nous demandons au patient de plier, d'étendre ou de faire faire une rotation à une articulation, et nous notons si l'amplitude articulaire est normale. Puis nous demandons au patient de se relâcher pendant que nous mobilisons passivement son articulation à la recherche d'une limitation de la fonction articulaire.

Si il y a limitation, un des buts de la pratique médicale occidentale est de chercher les causes de cette limitation; cela peut être un problème articulaire local à l'intérieur de l'articulation et de ses tissus mous, un problème concernant les faisceaux neuromusculaires gouvernant l'articulation, un problème des tissus de soutien (sang, nerf, lymphe), un problème concernant le système nerveux central, ou de la chimie sanguine. Les différents diagnostics de limitation d'amplitude articulaire sont nombreux.

Point final de mobilité articulaire (EPM) (End point of motion)

Au-delà de l'amplitude volontaire du mouvement articulaire, se trouve «le point final de mobilité articulaire» (EPM). Il dépend des ligaments articulaires et reflète l'énergie contenue dans les ligaments et l'énergie les traversant. Le point final est cette partie du mouvement à partir de laquelle nous commençons à sentir une résistance, où les tissus mous limitent le mouvement jusqu'au moment où le mouvement est arrêté. Le terme «point final» ne signifie pas le millionième de millimètre à partir duquel l'articulation ne bouge plus; il sert de référence au moment où les tissus commencent à freiner le mouvement. En physiothérapie, le point final est appelé «limite de la mobilisation passive».

L'EPM est évalué par un mouvement passif, il permet la lecture de l'état ligamentaire. Ce sont eux (et non les muscles) qui limitent le mouvement articulaire et on peut percevoir une sensation caractéristique quand les ligaments commencent à être entraînés : une augmentation douce par paliers, avec une qualité de résistance ferme mais harmonieuse, jusqu'à ce que le mouvement passif ne soit plus possible, atteste un ligament en bonne santé. Un ligament en moins bon état produira un arrêt abrupt et soudain aux environs du point final. Si au contraire, l'articulation est trop laxe, on sentira une faible sensation de résistance des tissus. On ne trouve jamais deux articulations identiques, même chez la même personne.

Pour avoir une idée de la douceur et de la souplesse de l'EPM, il suffit de plier le poignet vers l'avant puis exercer une pression douce sur les phalanges avec l'autre main. Une autre idée de l'EPM peut être obtenue en étendant complètement le coude ; dans l'extension complète, un os semble bloquer l'autre et nous pouvons ressentir un contact d'os à os quand le jeu articulaire atteint sa limite. Cependant, même avec cet EPM brutal, on peut percevoir, au niveau subtil l'élasticité des ligaments.

Pour évaluer cet EPM, il n'est pas nécessaire, et même inopportun, d'amener l'articulation à sa position extrême de blocage.

A partir du moment où on s'occupe d'une personne au-delà de ses repères habituels, que ce soit au niveau d'une évaluation articulaire, au niveau émotionnel, psychologique ou spirituel, il est aisé d'impressionner de façon négative aussi bien que de stimuler la créativité. Les impressions qui apparaissent dans des positions extrêmes sont difficiles à effacer, car elles apparaissent au-delà du niveau de conscience ordinaire, de tous les jours. Une thérapie est souvent nécessaire pour résoudre les déséquilibres qui se répercutent sur les EPM, car les problèmes se trouvent au-delà des capacités de la personne.

Comparaison entre amplitude de mouvement (ROM) et point final de mouvement (EPM)

Il est très important d'établir une distinction claire entre amplitude de mouvement (ROM) et point final du mouvement (EPM) d'une articulation.

Le ROM est ce mouvement que nous pouvons provoquer volontairement dans chaque articulation, et qui entraîne les ligaments en fin de mouvement. On peut l'étudier par des mouvements actifs ou passifs. Le EPM est une fonction du ligament, il est le mouvement articulaire au delà duquel les ligaments commencent à limiter ou arrêter le ROM ; il peut être seulement évalué de façon passive. La partie du EPM se trouvant au-delà du ROM peut être considérée comme au-delà de notre niveau de conscience, c'est essentiellement l'énergie contenue à l'intérieur et véhiculée par les ligaments.

Le mouvement articulaire.

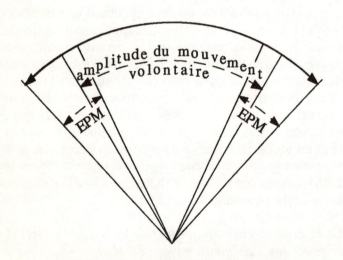

L'amplitude du mouvement volontaire (ROM)
et le point final du mouvement (EPM) en relation
à l'amplitude de mouvement articulaire global.

Des perturbations du point limite de mouvement sont souvent symptomatiques, mais peuvent être un signe précurseur d'une évolution dégénératrice. Cette sorte de limitation ne peut être perçue par une évaluation de l'amplitude volontaire ni par une radiographie. Elle est perçue seulement par l'examen articulaire passif. Le EPM peut souvent être perfectionné en introduisant une force plus importante avec la main, utilisant la méthode déjà décrite pour améliorer la circulation énergétique dans une fracture ancienne. Toute amélioration apportée dans le mouvement articulaire involontaire va aider à réduire la douleur, si elle est présente, et diminuer l'évolution future vers une pathologie dégénératrice.

ÉVALUATION DE L'ÉNERGIE DES TISSUS MOUS : NIVEAU MOYEN DU COURANT INTERNE

Ce composant du corps subtil est « où nous vivons ». Il nous relie de façon intime avec nos besoins personnels et nos réponses mentales et émotionnelles par rapport au monde. Pratiquement toutes les thérapies agissent à ce niveau.

L'évaluation du mouvement énergétique dans les tissus mous du corps physique est très différente de l'évaluation du mouvement énergétique à travers les structures osseuses. Il est difficile d'utiliser la souplesse de ces tissus mous pour lire directement les courants énergétiques. La façon la plus pratique semble être de sentir la résistance (ou l'absence de résistance) au mouvement en passant les doigts ou la main à travers ces tissus mous. La tension musculaire que l'on peut sentir en massant, ou la tension faciale en pratiquant le Rolfing en sont des exemples courants.

Pour prendre conscience des courants circulant à travers ces tissus mous, il est facile de créer deux contacts énergétiques avec nos doigts et de sentir le courant allant d'un point à l'autre. Par exemple : poser un doigt d'une main sur les tissus juste sous le coude et établir un contact « essentiel » avec un doigt de l'autre main, établir le même contact « essentiel » juste au dessus du poignet, tenir ces deux points et attendre qu'une sensation de contact passe entre les deux doigts. Cette sensation de contact peut être une pulsation, un mouvement, un bourdonnement ou la sensation que les deux doigts sont directement en contact à travers le corps de l'autre personne.

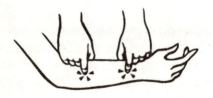

Les courants circulant à travers les tissus mous : tenir 2 points de contact.

Évaluez le temps que le courant met pour compléter le circuit ainsi que la force et la qualité du courant lui-même.

Il existe des divergences entre les personnes travaillant sur l'énergie ; certains disent que la main droite envoie l'énergie, que la main gauche la reçoit et qu'il est important d'utiliser la main droite ou la main gauche dans un ordre particulier. Mon expérience personnelle est que l'énergie suit la pensée ; donc les deux mains peuvent émettre ou recevoir ; l'énergie suivant le modèle de pensée établi va de gauche à droite ou de droite à gauche. En ce qui concerne l'évaluation des tissus mous que nous étudions maintenant, ma préférence personnelle est que les deux mains doivent être «neutres» et qu'ainsi le corps de la personne peut s'organiser autour des deux pôles suivant le principe de fulcrum.

L'évaluation à travers la médecine chinoise traditionnelle
Il existe de multiples façons d'accéder, d'évaluer et d'équilibrer le niveau moyen d'énergie. Un des plus précis et des plus sophistiqués est le système d'acupuncture et de Médecine Chinoise traditionnelle (MCT), dans sa partie concernant le sens du toucher.

L'essentiel du diagnostic en médecine chinoise traditionnelle est basé sur 4 éléments : l'interrogatoire, l'observation, l'écoute et le toucher. Celui qui évalue s'inquiète de la nature des troubles de la personne, de son histoire clinique, de son histoire familiale, à peu près comme nous faisons en médecine occidentale. D'une façon moins apparente, il regarde la couleur et le teint du patient, «écoute» la qualité vibratoire de la voix, «sent» les odeurs du corps, tout cela le renseignant sur l'état d'équilibre énergétique du corps. En ce qui concerne le toucher, il va plus loin que la palpation que nous connaissons ; par la palpation il recherche l'état de l'énergie au niveau des points d'acupuncture et des méridiens, au niveau de la peau et des tissus et au niveau des pouls de la médecine chinoise traditionnelle.

Les pouls en Médecine Chinoise traditionnelle (MCT)

Une des nombreuses différences entre MCT et médecine occidentale est représentée par le concept de pulsologie. La MCT enseigne qu'il existe un pouls spécifique pour chacun des douze principaux méridiens énergétiques pairs et les organes ou fonctions associés. Ces douze pouls sont mesurés le plus fréquemment sur l'artère radiale, six sur le poignet droit, six sur le poignet gauche. On peut les percevoir également sur l'artère carotide du cou et sur l'artère tibiale de la cheville.

Dans ma recherche personnelle sur la MCT ces douze «pouls chinois» furent primitivement un dilemme, le concept étant tellement étranger à ma formation médicale. Après avoir appris à les sentir et les utiliser il devint évident pour moi que le réseau énergétique de l'acupuncture existe vraiment. Les pouls sont cliniquement fiables pour évaluer un problème, chercher un traitement et déterminer si le traitement est adéquat et profitable.

L'information reçue par le diagnostic en MCT peut être lue à travers différentes grilles d'interprétation. Parmi celles-ci on trouve les 5 éléments '(métal, eau, bois, feu et terre), les douze organes et douze fonctions (poumons, colon, rein, vessie, foie, vésicule biliaire, cœur, intestin grêle, maître du cœur, triple réchauffeur, rate et estomac) et les 8 états (yin-yang, externe, interne, chaud, froid, excès, manque).

Le traitement en MCT implique l'acupuncture (aiguilles et moxi-bustion), les herbes, le massage, les pratiques respiratoires et exercices physiques (souvent liés aux arts martiaux). La condition primordiale dans ces thérapies (à l'exception des herbes) est d'établir un contact énergétique avec le patient ou avec soi.

ÉVALUATION DES TISSUS MOUS : NIVEAU SUPERFICIEL DU COURANT INTERNE

Le niveau superficiel du courant interne est appelé « wei chi » ou le « chi protecteur » en MCT C'est une énergie diffuse, grossière se trouvant sous la peau, agissant comme un amortisseur ou un isolant.

Cette énergie peut être évaluée plus directement en balayant les champs énergétiques avec les mains, légèrement à distance de la peau, et ayant ainsi une information sur la texture et la température de cette peau. On peut stimuler le wei chi par des douches froides, l'utilisation d'éponges organiques abrasives, ou en brossant le corps. J'ai vu des gens très sensibles et trop vulnérables à leur environnement qui étaient grandement améliorés par une stimulation quotidienne du wei chi de cette façon.

ÉVALUATION DU CHAMP ÉNERGÉTIQUE DE BASE

Recouvert par les champs énergétiques organisés qui traversent les os, dans les tissus mous et sous la peau se trouve le champ énergétique de base du corps. Ce champ infiltre le corps à tous les niveaux et s'étend au-delà des limites physiques du corps, dans l'espace environnant. Des vibrations de ce champ sont une partie de la « musique de fond » de l'individu.

Les vibrations et les mouvements utilisent ce « media » pour amplifier auprès de notre environnement interne et externe, nos émotions, nos pensées et nos humeurs.

Cette « musique de fond » est sensible aux besoins, aux actions, et aux postures de notre corps-âme-esprit.

Toutes ces influences sont notre lot quotidien et, dans un système harmonieux, le champ de base énergétique évolue au milieu de cette fluctuation, absorbant et relâchant les vibrations et les mouvements avec la même facilité. Une fois le moment passé, ces événements ne s'impriment pas dans notre champ.

Impression

Cependant il est possible à un mouvement ou une vibration d'imprimer de façon profonde notre champ, et cela amène un déséquilibre. Ces déséquilibres apparaissent soit sous forme de vagues énergétiques isolées, de courants anormaux, de tourbillons, soit comme un excès ou une carence d'énergie à l'intérieur du champ.

Cela n'a rien à voir avec «l'ici et maintenant» ou les besoins du corps, mais ce sont des déséquilibres dûs à des événements passés ou même futurs (peurs ou tensions liés à une épreuve à venir). Ces déséquilibres sont souvent le résultat de traumatismes ou de stimuli forcés, la plupart du temps soudains, qui peuvent être physiques, chimiques, émotionnels ou psychiques; et qui ne sont pas absorbés par d'autres tissus ou système énergétiques.

L'impression sur des champs d'énergie se produit surtout quand le traumatisme est associé avec une énergie accrue au moment de l'impact. Plus précisément, les chances de s'imprimer sur le corps énergétique sont plus grandes quand le traumatisme physique est associé à un traumatisme émotionnel, ou quand une personne est très excitée, dans un état émotionnel tel que la peur, la colère ou quand les champs énergétiques sont épuisés et manquent de résistance, comme dans les cas de dépression, de dénutrition ou de fatigue excessive. L'association de plusieurs stress simultanés aggrave la rupture dans le corps subtil. Un traumatisme significatif à cette période de vibrations accrues ou modifiées peut durer alors que le corps est redevenu calme. Analogiquement, cela ressemble aux vêtements qui restent chiffonnés après être passés dans un sèche-linge. Les plis peuvent rester dans le tissu. Quelquefois, ces plis vont disparaître en portant le vêtement, d'autres fois, le tissu doit être réchauffé et repassé.

De même dans nos corps, une partie de l'impression s'efface d'elle-même par les mouvements quotidiens de notre corps. D'autres fois, le corps a besoin de rehausser son niveau énergétique, pour « repasser » les « plis » énergétiques. Une façon d'augmenter les vibrations énergétiques est d'introduire un champ énergétique plus fort par une traction ou une compression appropriée.

Évaluation

Nous avons deux tâches à accomplir pour évaluer les configurations énergétiques du champ de base. La première est de calmer le corps physique afin de mieux sentir les modèles énergétiques plus profonds. La seconde est de « raidir » le champ énergétique lui-même, afin de mieux percevoir toute forme de vague prédominante. Nous pouvons faire cela à l'aide d'un fulcrum en traction à travers les jambes ou à l'aide d'un fulcrum en compression à travers les épaules.

Pour atteindre les « champs de base », à partir des épaules, je m'assieds à la tête de la table, repose mes mains fermement et confortablement sur les épaules de la personne, et j'appuie doucement vers les pieds, comprimant le corps jusqu'au point de contact énergétique.

En appuyant doucement sur les épaules en direction des pieds, le corps se déplace sous mes mains jusqu'à ce qu'il atteigne la limite de compression correspondant à la pression que j'exerce. De cette façon, j'ai «raidi» le corps énergétique. Le corps physique étant déjà engagé, j'ajoute une pression légère, ce qui établit ma connexion avec les champs énergétiques. Quand j'ai établi un bon contact, je maintiens juste la pression. Si il existe des «vagues» anormales dans cette région, je suis capable d'avoir les sensations venant de la personne, dans mes mains.

Équilibrage du champ énergétique de base
Il existe plusieurs façons de réduire ou d'enlever les foyers vibratoires aberrants du champ énergétique de base. La première est de les surpasser avec un champ énergétique plus fort et plus clair. la seconde est d'introduire un champ de force qui équilibre le foyer aberrant et le maintient. Si l'équilibre est trouvé, le modèle anormal va diminuer et s'effacer. La troisième méthode est d'établir un contact essentiel avec le modèle aberrant lui-même, et de l'ancrer pendant que le corps énergétique essaie de s'éloigner.

Il est fréquent de trouver immédiatement après avoir appliqué ces techniques d'équilibrage énergétique, que le problème est toujours présent. Cependant en réévaluant plusieurs semaines plus tard, nous nous rendons compte que les foyers originaux sont partis ou ont diminué, et que le patient se sent beaucoup mieux. Pour des foyers très anciens, il est nécessaire d'avoir recours à plusieurs séances pour résoudre le problème.

Examen clinique
J'ai eu l'opportunité d'examiner un monsieur, qui, treize mois auparavant, avait subi un accident de voiture, dans lequel son véhicule avait fait des tonneaux

par dessus le parapet. Il était resté en observation et n'avait d'autres blessures que des contusions, mais depuis ce jour, il souffrait tout le temps. L'examinant, je ne trouvais rien sur le corps physique ni à l'EPM. Le diagnostic de MCT n'apportait rien de significatif non plus. Par contre, en examinant le champ énergétique de base, je trouvais un courant de torsion très fort s'étendant depuis le coté droit de la poitrine jusqu'au coté gauche de l'abdomen. Ce courant traversant le tronc représentait l'impression de la force de torsion à laquelle le corps avait été soumis quand la voiture avait fait des tonneaux.

Ayant trouvé le couple de torsion, je restais à ce niveau et exerçais une très légère force supplémentaire à travers le corps en augmentant la traction sur les jambes. En maintenant ce champ énergétique plus fort, j'eus la sensation d'un rebond le long de l'empreinte énergétique elle-même. En ancrant ce nouveau champ, je laissais ce rebond diminuer. Quand cette torsion eut disparu, je relâchais petit à petit ma pression sur le corps énergétique, puis sur le corps physique et enfin laissais les jambes reposer sur la table. Tout de suite après cette séance de «Zéro Balancing» la personne eut une sensation d'enracinement et de calme. L'examinant deux jours plus tard, il m'avoua n'avoir plus de douleur depuis le traitement et sentir un calme et un bien être interne. Vérifiant son champ énergétique, je m'aperçus que les champs en torsion étaient partis. Par expérience, je sais que des foyers plus importants sont imprimés à des degrés différents, et qu'il est souvent nécessaire d'avoir recours à plusieurs séances pour obtenir une amélioration.

Une fois l'impression sur du corps énergétique enlevée, les souvenirs d'événements passés associés à la blessure d'origine souvent prennent place. L'impression de vibrations dans le corps est une base du phénomène de mémoire musculaire. Une fois ces vibrations relâchées de leur piège, les souvenirs indiquent que le traitement a réussi.

Un jour, alors que j'examinais et traitais un patient, je trouvais une entaille dans le corps énergétique à la hauteur de la taille. Ce genre d'asymétrie avait dû être causée par un choc latéral. Je lui demandais si il n'avait jamais reçu un coup dans cette région, et il répondit non. Le lendemain, il me dit que, plus tard dans la soirée, il s'était souvenu d'un événement particulier. Jouant au football au lycée, il avait sauté pour recevoir une passe et, pendant qu'il était en l'air, il avait été heurté par l'épaule d'un adversaire au niveau de la taille, là ou j'avais détecté cette entaille. Il souligna que lorsque l'on a quitté le sol pour recevoir une passe, on est totalement livré aux événements, et il était dans cet état en recevant ce traumatisme. Il se rappelait clairement que, quand il avait été touché, il s'était dit : « je ne serai plus jamais vulnérable de la sorte. » Il avait oublié tout cela jusqu'à la nuit suivant le traitement. En discutant, d'autres informations importantes éclaircirent l'événement. Dans les 20 dernières années (il avait 42 ans), il avait eu de grosses difficultés relationnelles et particulièrement dans l'intimité émotionnelle et personnelle avec son amie. Cette inaptitude l'avait amené à rompre de nombreuses relations. Je vis cet homme 6 mois plus tard et il dit que depuis le traitement, il s'était trouvé plus « vulnérable » et que ses relations actuelles s'étaient améliorées. Il était plus ouvert avec son amie et plus proche d'elle. C'était comme si l'injonction qu'il avait faite au moment de la blessure pendant le match de football : « ne plus jamais être vulnérable » s'était répandu sur sa vie émotionnelle entière. Depuis que cette empreinte énergétique était relâchée, cette injonction n'était plus opérationnelle et sa vie émotionnelle de tous les jours avait fait un bond en avant.

Résumé des principes
Le cas ci-dessus permet d'illustrer certains principes. Le premier est que si une personne reçoit un traumatisme quand il ou elle est en mouvement, l'impression est plus forte que si le traumatisme est reçu immobile. Pendant le mouvement, le corps énergétique est étiré ; si le traumatisme se passe à ce moment-là, la vibration se trouve enfermée quand le corps énergétique se rétracte.

Chaque fois que nous sommes soumis à un traumatisme, quand notre champ énergétique général se trouve en «ébullition» suite à d'autres stress, tels que divorce, décès dans la famille, ou récupération suite à une grave maladie, l'impression qui s'impose au corps est plus difficile à effacer.

Un autre principe réside dans le fait que l'effet d'un choc dépend de l'endroit du corps qui est frappé. S'il s'agit d'une contusion générale n'atteignant pas un endroit précis, l'impression se fera dans le champ énergétique général. Si l'impact touche directement un méridien, la lésion atteindra plus profondément le système. Si une personne est atteinte au niveau d'un organe plein comme la rate, il peut s'ensuivre un éclatement. Si le coup atteint une articulation ou un os long, une fracture ou une atteinte osseuse s'ensuit. Bien évidemment, plusieurs niveaux lésionnels peuvent se présenter en même temps.

Dans la Chine ancienne, une distinction était faite entre une «lésion par ruade de cheval» et une «lésion par ruade de chameau». La ruade de cheval provoque une blessure typique sévère à un endroit donné, la guérison suivant en l'espace de quelques jours ou quelques semaines. Le même impact par une ruade de chameau semble bénigne au départ mais devient de plus en plus profonde avec des symptômes s'aggravant dans les semaines et mois à venir, impliquant le corps à la fois physiquement et psychologiquement.

L'énergie transmise par le sabot dur de cheval est absorbée par le corps physique, reste locale, et implique une réponse physique immédiate.

L'énergie transmise par le sabot plus doux du chameau se mélange profondément dans le corps, consumant lentement les défenses de l'organisme, sans les stimuler, et se dispersant dans les systèmes énergétiques jusqu'aux viscères et au psychisme.

ÉVALUATION DES CHAMPS ÉNERGÉTIQUES SPÉCIFIQUES

Nous pouvons évaluer des endroits particuliers ou des champs d'énergie particuliers aussi bien que des champs globaux. Souvent, dans les lésions de genou présentant un choc latéral ou une lésion de «pare choc», il nous semble que le corps énergétique a «déraillé» du corps physique. Supposons qu'une personne ait reçu un impact significatif à l'extérieur du genou, pas assez fort cependant pour occasionner une lésion nécessitant un diagnostic médical. Ce choc a pu se produire des mois ou des années avant le moment de l'examen. Dans ces cas-là, les examens physiques classiques et les radiographies sont généralement normales, bien que la personne sente un désagrément, des douleurs et une instabilité du genou.

Après l'examen médical classique, j'évalue l'énergie du genou en plaçant mes mains de chaque côté de l'articulation et je reste attentif aux sensations arrivant à mes mains. Si le choc a été vers l'extérieur du genou, la sensation sous la main externe sera une sensation de dentelure, de vide, de manque de vitalité et peut-être de fraîcheur. La sensation sous la main interne sera plénitude, peut-être une protrusion et une légère chaleur.

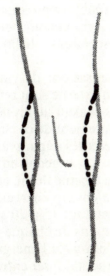

Quelquefois, il nous semble que le corps énergétique a «déraillé» du corps physique.

Je pose mes mains de chaque côté de la cuisse, et avec un contact ferme, je les laisse glisser le long de la cuisse de part et d'autre du genou jusqu'à la partie supérieure du segment jambier. Souvent, les sensations le long de la cuisse sont identiques pour chaque main : symétrique, agréablement chaude, et une sensation de plénitude.; tandis que les mains descendent, la main externe va sentir un vide à l'approche du genou puis la sensation de plénitude va revenir en descendant la jambe. L'inverse va se produire sous l'autre main. C'est comme si les courants d'énergie descendant le long de la cuisse avaient été placés « hors course » à l'intérieur du genou et revenaient dans la course avant et après celui-ci.

Une façon supplémentaire d'évaluer une telle lésion est de tenir les deux mains approximativement à 20 cm du corps physique à mi-cuisse, puis de les mouvoir doucement en descendant, balayant les champs énergétiques.

A nouveau, les sensations de vide et de fraîcheur au niveau de la main externe sont retrouvées de même que la plénitude et la chaleur au niveau de l'autre main.

Le principe de traitement de ce champ « faussé » est identique à ceux présentés auparavant. J'introduis un champ plus fort à travers le genou en faisant une légère traction sur le genou à peine fléchi, établissant un contact essentiel avec le champ énergétique, et en maintenant le fulcrum pendant 15 à 20 secondes. Je peux aussi appuyer mes mains de chaque coté du genou et, travaillant directement avec l'énergie du genou, permettre au champ de se stabiliser entre mes mains, puis le guider dans la position correcte.

CONCLUSION

Il y a diverses façons de détecter et de travailler avec les champs énergétiques à l'intérieur du corps. Un avantage propre à l'utilisation des mains dans le travail énergétique est que le sens du toucher, pour la majorité des gens, a une qualité rassurante. Nous croyons ce que nous sentons, et ceci ajoute un élément de crédibilité à l'expérience.

Cela demande de la pratique pour développer un sens du toucher permettant de prendre contact avec le corps énergétique, et pour beaucoup, la confirmation vient avec le «feed back» venant des autres. Il est cependant possible d'avoir une réponse directe du mouvement énergétique en regardant la réponse des patients.

Dans le prochain chapitre, nous allons explorer quelques signes objectifs et décrire les réponses qu'ils donnent dans le sens du corps énergétique.

4
PASSERELLES DE RÉPONSE

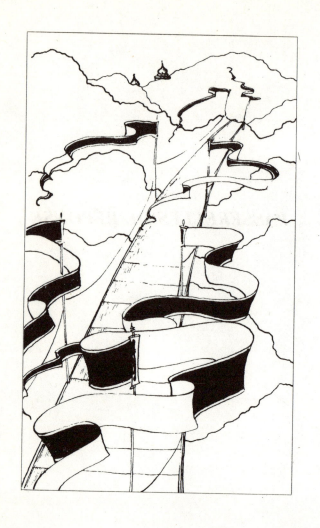

Une personne ne peut pas ne pas réagir.

A la suite de l'observation de nombreux traitements d'«energy balancing» et de thérapie manuelle, y compris d'acupuncture, Zero balancing, acupressure, méthode Feldenkrais, massage et méditation, je réalisais qu'il existait des réponses spécifiques, expérimentales, qui apparaissaient être communes à tous ces systèmes; il était clair que ces réponses étaient le résultat de l'évolution intérieure actuelle de celui qui recevait le traitement et qu'en comprenant ces réponses, on pouvait participer à cette évolution.

Je me suis intéressé à ces réponses et à leurs applications longtemps avant d'être conscient du monde de l'énergie et des vibrations. Ce n'est qu'après avoir commencé à intégrer les enseignements orientaux à mes études occidentales que je compris que ces réponses apparaissaient seulement quand le corps énergétique était en cause. Elles faisaient partie d'une réponse globale au toucher essentiel.

DÉFINITIONS DES CRITÈRES ET PRINCIPES

Avant d'étudier ces observations, il est important de définir les critères spécifiques et les principes que j'utilise en travaillant avec le corps subtil.

DÉDOUBLEMENT DE CONSCIENCE

Je fragmente ma conscience quand je fais du travail sur l'énergie. C'est un état d'esprit familier dans notre vie de tous les jours : cela se passe quand nous sommes occupés dans deux ou plusieurs activités en même temps. Par exemple, en conduisant une voiture, une partie de notre conscience est tenue par l'attention à la voiture, pendant qu'une autre partie de notre conscience regarde le paysage, pensant au travail ou à la maison, ou écoutant la radio. Nous aurions des problèmes si nous essayions de faire tout cela simultanément avec un niveau de conscience unique. En permettant à notre conscience de se fragmenter, nous pouvons prendre en main en même temps différentes banques de données. En travaillant sur le corps subtil, notre attention principale, notre énergie est centrée sur le toucher essentiel, et accessoirement sur l'observation et les sensations venant des réactions du patient.

Les contacts énergétiques se perdent si nos pensées dérivent ou sont centrées ailleurs. L'énergie suit la pensée. Si nous nous centrons sur l'observation du patient, nous avons tendance à perdre le passerelle énergétique établie à travers nos mains. Si, par ailleurs, nous apprenons à «dédoubler» notre niveau de conscience, nous pouvons manier deux sources d'information et maintenir notre toucher essentiel.

UN NIVEAU D'OBSERVATION : LE TÉMOIN

Dans cet état de conscience dédoublé, si une partie de notre esprit agit comme observateur objectif, elle est appelée le «témoin». L'état de témoin implique que l'observateur est totalement objectif par rapport aux événements. Le témoin ne critique pas, ne juge pas, n'attend rien et n'est impliqué dans aucun processus actif de pensée. Le témoin n'intervient pas dans le déroulement ni vis à vis de l'environnement. Il n'y a pas de contact énergétique.

De notre situation de témoin, nous récoltons plus d'informations sur le patient que si nous avions à nous concentrer en attendant qu'un événement se produise. Il y a de nombreuses réponses possibles à toute situation, et si nous regardons de trop près quelque chose, nous ratons autre chose. La réponse énergétique peut être visuelle, olfactive, auditive, vibratoire, etc.

Comme témoins, nous pouvons glaner un nombre important de réactions en même temps sans modifier de façon significative le cours des événements. Nous ne savons pas à l'avance comment un individu va répondre au mouvement de chi, mais si nous connaissons «la carte du pays», quelque soit la réponse, nous saurons déjà sa signification et pourrons l'utiliser pour guider nos interventions.

Notre situation de «témoin» ne nécessite pas de chercher à comprendre tout de suite et alors de risquer de perdre le contact énergétique. Le témoin doit avoir une vision floue. Ainsi il laisse l'information pénétrer plutôt que de chercher à atteindre quelque chose ou fixer («vision nette»).

Nous connaissons tous la sensation d'«être fixé» par quelqu'un. Un champ énergétique se développe, lorsque nous regardons quelqu'un de la sorte, notre champ touche la personne et influence le cours des événements. D'utiliser une «vision floue» nous permet d'obtenir une information sans être importun ou modifier la réponse...

L'ÉTAT DE TRAVAIL

Nous supposons que le corps normalement au repos, se trouve dans un état d'équilibre relatif ou homéostasie. Bien sûr, nos corps sont en perpétuel changement et mouvement, mais nous sommes rarement conscients des milliers de petites modifications subliminales qui se produisent régulièrement.

Quand le corps physique et le corps énergétique sont en harmonie, nous faisons une expérience d'équilibre = «balance». Si nous stimulons le courant énergétique et changeons son mouvement dans le corps, nous allons observer des glissements internes car la personne «s'ajuste» par rapport à ces changements et un nouvel équilibre s'instaure.

Cette période de réarrangement intérieur suite à une modification énergétique est ce que j'appelle «l'état de travail» et signifie que l'ensemble corps-âme-esprit répond, réorganise et réintègre un nouvel équilibre faisant suite à un mouvement de «balance» ou une vibration.

ÉTATS MODIFIÉS DE CONSCIENCE

Dans cet «état de travail», une personne se trouve souvent dans un état modifié de perception. Ce peut être des sensations de sérénité profonde ou de calme.

La personne peut expérimenter des changements dans la forme de son corps, des sensations de flottement, d'être en dehors de son corps, ou d'avoir la sensation de disparaître. L'espace-temps est souvent faussé; une expérience d'un quart d'heure peut paraître avoir duré 2 à 3 heures ou 1 à 2 minutes. Ces perspectives modifiées et la distorsion de l'espace-temps ne sont pas dérangeants car ils sont taillés dans la même étoffe que notre expérience de tous les jours. La distorsion de l'espace-temps est une notion commune à tous : un bon film passe rapidement, ô combien; une lecture ennuyeuse dure longtemps. Cette distorsion de l'espace-temps se produit en conduisant sur un trajet familier; tout d'un coup, nous arrivons à un échangeur et nous ne pouvons plus nous rappeler le trajet pour rentrer à la maison.

L'état de travail a une signification particulière dans les thérapies de «balance» de l'énergie. C'est un des moments où la guérison se produit. Si une personne se trouve dans un état modifié de conscience, il ou elle se trouve éloigné de son état d'esprit ordinaire qui, parmi d'autres choses, contient une conceptualisation de son déséquilibre. Toute impression conceptuelle, visuelle ou neurologique d'un déséquilibre a tendance à renforcer le problème et lui donner forme. Si l'état de conscience est modifié en même temps que nous fournissons au corps-âme-esprit l'expérience d'être dans un meilleur état d'équilibre (fulcrum), nous observons une reprogrammation énergétique et expérimentale du déséquilibre ou de la maladie. C'est une étape vers la guérison. Notre témoin doit observer quand un patient est dans un état de travail, même si après coup, il ne se souvient pas d'avoir vécu une expérience particulière ou d'avoir eu des sensations. Très souvent, ces changements corps-âme-esprit se produisent de façon subliminale, et peuvent être perçus par un observateur mais pas par l'individu. Si nous observons les signes d'un changement énergétique (état de travail), nous savons qu'il y a eu un effet, sans s'occuper de l'expérience consciente du patient ou de ce dont il se souvient.

PRINCIPES DE CHANGEMENT ET D'INERTIE

Deux lois de la nature sont paradoxales. L'une dit : « Tout est en perpétuel changement » ; l'autre, la loi d'inertie, qu'il est inhérent aux choses de ne pas changer, que « quelque chose ira toujours dans la même direction jusqu'à ce qu'une force extérieure agisse sur elle ».

Dans l'enseignement de thérapie manipulatrice que j'ai reçu, on m'a appris très tôt à « normaliser une articulation ».

Si quelqu'un souffre d'une articulation et qu'une manipulation soit indiquée, le principe retenu est d'ajouter une force extérieure à l'articulation afin de modifier les relations de cette structure. Même si les manipulations sont très efficaces, avec les principes de mouvement que je commence à appréhender de façon énergétique, d'autres options que l'approche manipulative deviennent apparentes.

Supposons un déséquilibre articulaire, je mets un fulcrum au niveau de l'articulation, établis un « contact essentiel » et maintiens stable cet équilibre, créant une situation d'« immobilité » au niveau physique autant qu'énergétique. En maintenant cet état d'équilibre (balance) et en interdisant tout changement, je teste sur le corps le principe suivant : « les choses changent toujours». Quelque chose va commencer à se modifier, lié au fulcrum.

J'insiste sur le mouvement et sur la modification énergétique de mon fulcrum, aussi bien localement que dans les autres parties du corps liées à cette articulation. Il maintient cet «équilibre» jusqu'à ce que je vois les signes d'un «état de travail» ou jusqu'à ce que d'autres signaux me disent que je peux relâcher ma prise.

Quand j'enlève mes mains, environ vingt à trente secondes plus tard, et que je réévalue les fonctions par rapport au début, la fonction articulaire est généralement améliorée. C'est un exemple de changement énergétique, et le patient aura la sensation que «quelque chose s'est amélioré».

Quand je crée un fulcrum et le maintiens, c'est le corps lui même qui change autour de mon point immobile. Dans ce système toujours en mouvement, un point immobile va entraîner un levier proportionnellement plus important dans une autre partie du corps.

Les modifications qui apparaissent suite à ce fulcrum naissent à partir des mécanismes énergétiques, psychologiques et physiologiques du corps lui même. Ils apparaissent de façon interne et naturelle au lieu d'être apportés de façon externe.

Dans ma propre expérience, ces modifications durent plus longtemps et atteignent des effets plus profonds que les changements apportés directement à travers des manipulations.

RÉPONSES THÉRAPEUTIQUES VISIBLES

Avec les définitions précédentes et les principes d'action en tête, voyons maintenant les réponses qu'obtient l'expérimentateur. Il existe des signes observables majeurs et des signes mineurs indiquant cet état de travail. Il est important de noter qu'aucun signe ne doit se produire, en réponse à une stimulation énergétique. Il y a beaucoup de possibilités, et notre rôle est juste d'être témoin de ce qui se passe. Nous ne devons jamais forcer une réaction spécifique.

Les points de repère majeurs sont les yeux, la respiration, et la vitalité de la voix. Les points de repère mineurs comprennent des changements de couleur, des bruits, odeurs, des réponses et des mouvements du corps, et des changements dans l'environnement.

RÉPONSE THÉRAPEUTIQUE MAJEURE : LES YEUX

Un des meilleurs point de repère est le changement dans les yeux et les paupières. Je préfère qu'un patient repose sur son dos, en partie pour observer cette réponse. Certains ferment les yeux, d'autres les laissent ouverts. Étant seulement témoins des réponses naturelles des personnes, nous ne leur demandons pas d'ouvrir ou fermer les yeux. Laissons la personne faire ce qui lui parait naturel et confortable, et apprenons à lire leurs réponses.

Admettons que la personne soit couchée sur la table, les yeux ouverts. Tant que le sujet n'est pas relâché, la plupart des informations obtenues ne sont pas significatives, au point de vue énergétique. Il ou elle peut regarder directement le thérapeute ou d'autres objets dans la pièce ou rien de particulier. Quand la personne se détend, ses yeux deviennent plus doux et peuvent se mouvoir de façon distraite.

Signes de yeux fermés :

Les yeux fermés, le signe principal de l'état de travail est le REM (mouvement rapide des yeux ou Rapid eye motion). Comme son nom l'indique c'est un flottement rapide des paupières. Si vous ne voyez pas bien ce que peut être un REM demandez à quelqu'un de fermer les yeux, et, les gardant fermés, de regarder vers le front, un flottement léger des paupières va se développer. C'est un flottement de REM.

Les REM signent un état de conscience modifié, qui se produit naturellement pendant notre sommeil, et quand nous rêvons. Bien que des études indiquent que les ondes alpha du cerveau sont associées avec des REM, ma propre expérience est que les états de REM ne signifient pas forcément une activité d'ondes alpha du cerveau. Les REM se produisent fréquemment dans les études sur le travail énergétique quand les électro-encéphalogrammes ne montrent pas d'augmentation d'activité des ondes alpha.

Dans le travail énergétique, la longueur des REM n'est pas reliée directement à la profondeur et à la durée du stimulus. En acupuncture, quand l'aiguille contacte le point adéquat, la personne fait un REM spontané. Si l'aiguille est laissée en place 15 à 20 mn, la personne va alternativement entrer et sortir de cet état flottant. Cependant, si le point est stimulé 1 à 2 secondes, activant le processus de REM, puis que l'aiguille soit enlevée, la personne peut entrer et sortir de cet état de REM pendant quelques minutes si elle reste sur la table sans être dérangée. Suivant les patients, les réponses s'arrêtent à la fin du stimulus provoqué par l'aiguille ou continuent quelques temps.

Si une personne est couchée, les yeux fermés, un mouvement des globes oculaires d'un côté à l'autre derrière les paupières, peut se produire. Ceci n'est pas un REM, ni un état de travail. Le sujet est dans un état de conscience ordinaire. Quand le sujet n'est plus en état de relaxation, ceci va persister.

Signes yeux ouverts
Si les yeux d'une personne restent ouverts après un toucher essentiel, 3 réponses usuelles peuvent être vues :

D'abord « le regard fixe ». Les yeux peuvent s'être déplacés ou regarder de façon douce vers le plafond, quand ils semblent s'arrêter tout d'un coup et fixer un point précis. Ce regard fixe peut durer seulement quelques secondes ou jusqu'à quelques minutes avant que les yeux redeviennent plus doux et se déplacent à nouveau. Ceci ressemble à un soldat passant de « repos » à « fixe » puis retour à « repos ».

Le deuxième réponse est le « regard vitreux ». Les yeux peuvent avoir été étincelants et vifs, puis soudain, quand le corps énergétique est en contact, ils deviennent vitreux, tristes, vides et plats. C'est comme si la conscience était partie des yeux et que « la maison était vide ». Cette expression vitreuse, blanche, peut advenir plusieurs fois au cours d'une consultation et peut durer d'une poignée de secondes à quelques minutes. Si à la fin de la séance une personne continue à avoir des yeux vitreux, nous pouvons considérer qu'il ou elle est toujours dans un état modifié de conscience. Si la personne est laissée seule, cet état va progressivement s'estomper, dans les cas de réactions normales. De toute façon, si la personne a besoin de retrouver tous ses moyens, par exemple pour conduire une voiture, l'état de conscience normal peut être induit en invitant le sujet à agir intentionnellement. Cela peut être fait en marchant dans la pièce ou conversant.

La troisième réponse classique est « la fermeture brutale des yeux». Dans ce cas, la personne se repose et les yeux sont doux, regardant à travers la pièce sans but. Les paupières clignent normalement des yeux. En contactant l'énergie par un stimulus, les paupières peuvent «tomber» d'un seul coup, comme si une «ombre» était tombée. Les paupières vont rester fermées cinq à dix secondes, puis vont s'ouvrir d'un seul coup comme si une pichenette avait fait remonter l'ombre d'où elle était venue. La personne va revenir au clignement normal des yeux. Recevant un autre stimulus, le patient peut à nouveau fermer les yeux de façon soudaine puis les rouvrir aussi soudainement, enfin, on retrouve le clignement normal. Ce mouvement des paupières très évident est cependant distinct des clignement normaux des yeux.

Dans le travail énergétique, les changements de taille de la pupille elle-même ne renseignent pas sur l'état de travail. Les pupilles ne modifient pas leur taille, même avec un contact essentiel et ne sont pas un signe comme le sont les signes oculaires ci-dessus.

AUTRE RÉPONSE THÉRAPEUTIQUE MAJEURE : LE MODÈLE RESPIRATOIRE

Le modèle respiratoire est le deuxième critère principal témoignant d'un travail de «balance» énergétique. La respiration est la fonction du corps qui répond directement à la fois au système nerveux autonome et au système nerveux volontaire; c'est une passerelle clé entre le conscient et l'inconscient. La respiration est la source primaire de notre énergie et de notre vibration. Dans le travail énergétique, la réponse du modèle respiratoire est un signal direct de modification énergétique dans le corps.

Pendant une séance de thérapie énergétique, je veille à surveiller la respiration; si un individu agit consciemment sur la respiration dans le sens où il ou elle le pense « intellectuellement correct » tel que « respirer à l'intérieur d'un endroit inconfortable » ou « faire sortir la tension », je lui demande particulièrement de respirer normalement. Je ne veux pas expliquer au patient que je cherche à observer sa respiration, car, étant attentif à celle-ci, les réactions spontanées seraient perturbées. Je suggère simplement de respirer normalement, relaxé et de profiter agréablement de la séance.

Certains termes spécifiques sont utilisés pour décrire le modèle respiratoire :
« Hyperpnée » signifie respiration ample; hyper signifie excès ou exagération et pnée veut dire respiration.
« Hypopnée » dénote une respiration étriquée ou petite; hypo signifie petit.
« Relative apnea » indique une respiration étriquée : elle peut être utilisée comme synonyme de hypopnée.
« Apnea » signifie littéralement sans respiration. A travers les vêtements on a souvent l'impression que la personne ne respire pas et alors nous utilisons le terme apnée. Dans la réalité, le terme hypopnée est plus précis.
En général, les respirations étriquées se produisent associées à d'autres et on note une diminution de l'amplitude et du nombre. Les hyperpnées par contre, se produisent seules et concernent uniquement l'amplitude.

Le cycle respiratoire opérationnel
Le sujet couché sur le dos, notre conscience-témoin observe en « balayage ». Pendant que la personne se

relaxe et entre dans la séance, la respiration prend un rythme normal, légèrement plus lent et plus bas. Jusqu'à ce que l'état de relaxation se présente, peu d'informations significatives apparaissent. Une fois le modèle respiratoire atteint, nous devenons attentifs aux moindres changements. Le cycle respiratoire opérationnel est une réponse involontaire et le plus souvent typique, consistant en un premier cycle d'apnée relative suivi par une hyperpnée. Le cycle d'hypopnée a une durée variable, d'environ 10 à 30 secondes, suivi par une grande inspiration, suivi par le retour au cycle normal.

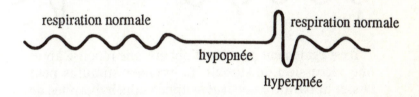

Si la respiration normale d'une personne est déjà basse et lente, nous pouvons ne pas percevoir de phase d'apnée relative à travers les vêtements et nous pouvons nous apercevoir de l'hyperpnée seulement à la fin du cycle. Dans d'autres cas, dans un état de travail léger, la fin du cycle peut être marquée par un reniflement. Je considère une hyperpnée isolée ou un reniflement comme la fin d'un cycle de travail et accepte ainsi que mon « témoin » ait raté la phase d'hypopnée.

Les réactions de ce modèle respiratoire à des stimuli
    Les réactions du système respiratoire à des stimuli ou un contact essentiel sont variables. Le plus fréquemment, une, deux ou trois respirations normales sont nécessaires après la stimulation pour que la phase d'hypopnée se produise.

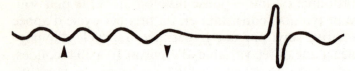

▲ application d'un stimulus
▼ arrêt du stimulus

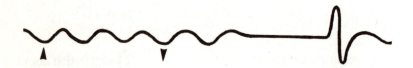

    Il est également possible d'obtenir une réponse après une succession de stimuli. Le premier stimulus peut laisser apparaître une légère apnée sans hyperpnée de fin de cycle. Le deuxième et le troisième stimuli peuvent produire une apnée plus longue et enfin le quatrième ou le cinquième stimulus produira la réponse typique.

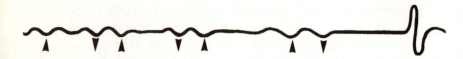

▲ application d'un stimulus
▼ arrêt du stimulus

Ces stimuli peuvent être le même fulcrum répétés, ou peuvent être une progression linéaire de fulcrums ou de points d'acupuncture dans la progression de la séance.

Certains personnes alternent des respirations douces avec des respirations normales sans avoir d'hyperpnée ou de reniflement. Avec ces personnes, je n'utilise pas la respiration pour surveiller la réponse énergétique car je ne considère pas cela comme un cycle respiratoire complet. Je préfère alors chercher des signes plus clairs que la personne laisse paraître.

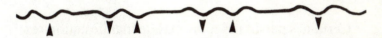

▲ application d'un stimulus
▼ arrêt du stimulus

La durée pendant laquelle nous maintenons le stimulus varie, dépendant des relations entre le stimulus et la réponse respiratoire. Si la phase d'hypopnée commence à se développer juste après avoir appliqué la stimulation, nous pouvons choisir de maintenir le stimulus pendant tout le cycle. La période totale peut être de 15 à 30 secondes.

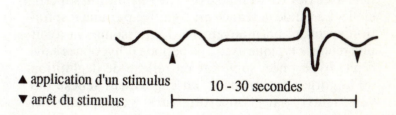

▲ application d'un stimulus
▼ arrêt du stimulus

10 - 30 secondes

Si la phase d'hypopnée met plus longtemps à apparaître, nous pouvons choisir d'arrêter le stimulus quand cette phase d'hypopnée commence, puis d'attendre la fin du cycle avant de continuer plus avant.

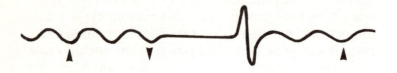

Certaines personnes n'ont pas de manifestation respiratoire avant la fin du traitement. Souvent, alors que la personne se repose à la fin de la séance, elle va tomber dans une phase profonde d'apnée. Quand cela se produit, j'attends la phase d'hyperpnée qui termine le cycle pour considérer que la séance est terminée. Si la phase d'apnée semble trop importante, elle peut être interrompue par un stimulus supplémentaire doux, par exemple, en touchant une jambe ou un pied, ou en demandant à la personne de prendre une inspiration. Une hyperpnée involontaire suit généralement.

A la fin d'un traitement typique, on observe un temps de relaxation profonde et de conscience modifiée, avec des REM répétés et une respiration superficielle. La fin de la séance est signifiée par une respiration spéciale, un mouvement. La personne va avoir une réponse typique avec une période d'hypopnée suivi d'une hyperpnée, suivi par un réflexe de déglutition de la gorge, une grimace, un clignement réflexe des yeux suivi par l'ouverture des yeux, clairs et étincelants.

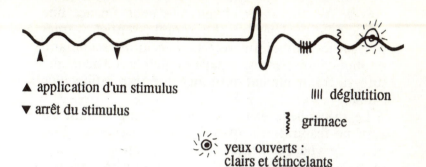

▲ application d'un stimulus
▼ arrêt du stimulus
|||| déglutition
} grimace
☀ yeux ouverts : clairs et étincelants

Modèle respiratoire : Explication rationnelle

Le cycle respiratoire opérationnel — l'hypopnée suivie de l'hyperpnée est une réponse involontaire à une stimulation énergétique. Notre stimulation dépasse le mécanisme de contrôle respiratoire habituel ; la profondeur et la longueur du fulcrum influence la longueur de la phase de relative apnée.

Suivant le physiologie occidentale, la respiration répond à la fois au système nerveux autonome et au système nerveux volontaire. Si l'on rajoute l'apport de la médecine traditionnelle chinoise, le Chi ou l'énergie contenue dans l'air, entre dans le corps par l'intermédiaire de la respiration. Nos besoins en Chi, apportés par la respiration, et ses vibrations inhérentes, semblent être un troisième facteur impliqué dans la régulation de la respiration normale. Si les vibrations diminuent, la respiration va augmenter, si elles sont en excès, la respiration devient plus calme, dépendant des besoins métaboliques, (autonomes) et volontaires du moment.

Nombres de stimuli peuvent introduire une respiration calme. Par exemple, une inhalation par le nez assez forte pour être entendue et activer les mécanismes de Venturi (voir chapitre 6) peut amener une apnée relative. Un contact corporel essentiel — traction sur les jambes, fulcrum sur la ceinture scapulaire ou stimulation par une aiguille sur un point d'acupuncture va fréquemment entraîner une respiration plus calme.

Le mécanisme exact de cette réponse venant du système respiratoire involontaire est curieuse, d'un point de vue occidental. Une stimulation de 2 à 3 secondes par une aiguille d'acupuncture n'entraîne pas de changement significatif comportemental pouvant entraîner un contrôle volontaire de la respiration, cette stimulation n'agit pas non plus sur les gaz du sang. Le fait que les fonctions autonomes (taille des pupilles, transpiration ou température de la peau, battements cardiaques, fonctions intestinales) restent inchangées indique que la stimulation par les aiguilles n'a pas d'effet général sur le système nerveux autonome. Cependant, la respiration est clairement modifiée, et cette réponse se produit quelque soit la localisation du point d'acupuncture, ceci éliminant l'intervention d'un arc réflexe direct lié à la respiration.

L'explication rationnelle énergétique de cette respiration plus calme est que la stimulation elle-même fournit ou libère de l'énergie ou une vibration, impliquant la nécessité pour la respiration de se modifier. Plus la stimulation est longue et profonde, plus la vibration est importante et plus longue est l'apnée relative. Cependant avec la durée, que ce soit un besoin supplémentaire de Chi ou une altération des gaz du sang, cela stimule la réponse en hyperpnée et équilibre le corps.

RÉPONSE THÉRAPEUTIQUE MAJEURE : LA VITALITÉ DE LA VOIX

La troisième réponse observable majeure est la vitalité de la voix de la personne. Bien que ce ne soit pas vraiment une réponse que nous pouvons observer comme les REM (mouvement rapide des yeux) et la respiration, c'est un indicateur accessible et précieux du niveau général en plénitude ou en vide du corps subtil. La qualité et la vitalité de la vibration de la voix sont involontaires et ont une signification majeure. Durant une séance d'équilibrage énergétique (energy balancing), je demande régulièrement au patient comment il ou elle va et j'écoute à la fois la réponse et la vitalité de la réponse. Des deux éléments, le second est le plus important. «çà va», dit avec une voix monotone, lourde, à peine audible signifie que, énergétiquement, il ou elle ne va pas bien. La voix monotone est un signe de baisse d'énergie et indique que la séance doit avancer plus vite, être plus rythmée et que la personne doit être surveillée de près au moindre signe supplémentaire de baisse d'énergie. La réponse à «comment çà va?» peut être un hochement de tête; là encore, il est intéressant de noter la vitalité ou le manque de vitalité de ce hochement de tête plutôt que le signe «çà va!»

RÉPONSES THÉRAPEUTIQUES MINEURES

Suivant les signes majeurs des yeux, de la respiration et de la vitalité de la voix, il existe un nombre de signes moins évidents. Ils ne signent pas exactement l'état de travail, mais ils permettent d'apprécier la réponse du corps ou que le corps a répondu à un glissement énergétique. Ce sont souvent des phénomènes éphémères, peu intéressants pour déterminer la durée ou la profondeur du fulcrum appliqué; cependant associés avec les signes majeurs, ils permettent une image complète du processus de réponse interne de l'individu à notre interaction énergétique.

Borborygmes

Un des signes mineurs en réponse au travail énergétique est représenté par des grognements ou des gargouillis ou borborygmes. C'est une réaction si fréquente aux stimulations que nous la tenons pour un signe ou une modification du corps subtil. Évidemment, des borborygmes peuvent être causés par un aliment ingéré par la personne avant le traitement, ou peut signifier une sensation de faim. Quand cela se reproduit exactement et de façon répétée en correspondance avec une stimulation énergétique, nous considérons que cela représente plutôt une modification dans le système énergétique du patient.

Nous sommes conditionnés, dans notre culture, et nous nous sentons embarrassés en présence de tout bruit venant du ventre, et cet embarras peut conduire à une inhibition des mouvements énergétiques du corps Quand j'entends un borborygme, je prends un moment afin de rassurer la personne que c'est un signe positif, afin d'écarter tout embarras, et diminuer la tendance qu'a le patient à créer une inhibition vis à vis du flux énergétique.

Odeurs

Un phénomène souvent négligé ou dont on ne parle pas est représenté par un changement brutal de l'odeur corporelle. Ce n'est pas rare pour des fumeurs ou des anciens fumeurs d'émettre soudain une odeur forte de tabac pendant l'équilibrage du système énergétique, même si ils n'ont pas fumé depuis de nombreuses années. C'est également vérifiable pour d'autres substances tel que l'ail ou l'alcool, même si cela fait longtemps qu'ils n'en ont pas consommé. Une personne peut également émettre une odeur familière d'éther, résidu d'une longue anesthésie. Ces odeurs reliées à une expérience ancienne, n'apparaissent en général qu'une seule fois, et indiquent la libération d'une vibration piégée dans le corps.

Couleurs
Pour les personnes qui voient les auras et comprennent leurs interprétations, les signes colorés entourant ou sur le corps représentent une indication majeure plus qu'un signe mineur. C'est également vrai pour les gens qui lisent les couleurs, en référence aux 5 éléments de la médecine chinoise. Les couleurs peuvent aussi changer soudainement comme le font les odeurs. Je me souviens d'une patiente : une couleur orange comme le sirop, s'élevait de son visage puis se dispersa. Je n'en ai jamais donné l'interprétation exacte mais la personne se sentit, de façon significative, et en profondeur, mieux après la séance.

En médecine traditionnelle chinoise, les changements de son, d'odeur, et de couleur ont une signification spéciale. Chacun des 5 éléments a des correspondances (cf. tableau) qui se modifient habituellement pendant une consultation d'acupuncture traditionnelle ou une séance d'équilibrage énergétique. Ces changements permettent de situer les réponses de base de la personne aux méridiens stimulés, ou à la libération émotionnelle sous-jacente.

CORRESPONDANCE DES 5 ÉLÉMENTS

	Métal	**Eau**	**Bois**	**Feu**	**Terre**
Émotion	chagrin	peur	colère	joie	sympathie
Couleurs	blanc	bleu/noir	vert	rouge	jaune
odeurs	pourri	pétride	rance	brûlé	parfumé
son	pleurs	gémissement	cris	rire	chant

Méridiens

Les méridiens d'acupuncture peuvent être des indicateurs mineurs d'une réponse énergétique. Si nous stimulons un méridien volontairement ou par mégarde, nous pouvons voir la réponse du corps sur divers points du méridien : par exemple ; il n'est pas rare de travailler sur l'extérieur du pied et que le patient passe la main sur son front ou frotte son œil de façon nonchalante. Si nous savons que le méridien de vessie commence au coin interne de l'œil, passe sur le front puis descend vers le dos et se termine derrière la jambe à la partie externe du pied, il est parfaitement sensé que cette stimulation provoque une réaction sur le front ou l'œil. Si nous ne connaissons pas l'anatomie de ce méridien particulier, le mouvement innocent de frotter l'œil aura échappé à notre attention. Plus nous connaissons les méridiens, et l'anatomie énergétique en particulier, plus nous comprenons les corrélations entre stimulus et réponse.

Décrochages

A travers ce phénomène nous percevons différents plans du corps bougeant dans des directions opposées. Je pense aux formations géologiques, qui montrent souvent des signes de glissement par rapport à leur position originale, comme des couches parallèles d'argile sur le flan découvert d'une colline. Quand je perçois ces décrochages apparaître sur le corps, je visualise mentalement ce qui se passe : c'est à dire un glissement ou un changement d'un niveau énergétique sur l'autre. Cette observation se produit souvent dans la poitrine et l'abdomen et peut se produire plusieurs fois pendant une séance, chaque expérience de décrochage durant quelques secondes. C'est une réponse subliminale du corps, la plupart des gens ne sont pas conscients de ces sensations émanant du corps, quelques uns rapportent un léger «tremblement». Ceci représente une réorganisation et une intégration des corps subtil et physique.

Mouvement

Quelquefois, pendant une séance d'équilibrage énergétique, le corps présente des secousses ou des «Kriyas physiques». Dans notre travail énergétique thérapeutique, il est très rare que des «Kriyas majeurs» apparaissent. Comme je l'ai déjà dit, des petits décrochages et des secousses dans diverses parties du corps ne sont pas inhabituelles chez des gens ayant déjà une expérience de méditation. Si cela est nécessaire, l'intensité des «Kriyas» peut être diminuée si nous fixons l'attention plus sur le physique au détriment du plan énergétique en insistant sur les contacts physiques. Toutes les secousses et tous les mouvements ne sont pas des Kryias. Certains peuvent trouver leur origine dans des réflexes neuromusculaires ou dans l'activation des systèmes de méridiens. Ce n'est pas toujours possible de distinguer un petit Kriya d'autres types de réponses musculaires.

Sérénité
   Le plupart des séances thérapeutiques amènent à un état de relaxation. Quand quelqu'un a eu l'expérience d'un contact essentiel, il ou elle peut faire une expérience au-delà de la relaxation — c'est-à-dire une expérience d'accueil, de paix intérieure et de sérénité. Une expression angélique concomitante est souvent présente. Cette profondeur de réponse est un signe de «contact énergétique».

Modifications de l'environnement
   Un signe mineur particulier apparaît parfois sous la forme d'une altération brutale de l'atmosphère de la pièce. La pièce semble soudain devenir calme et dense. C'est le résultat normal quand deux champs énergétiques se rencontrent de façon essentielle. Le calme est alors presque palpable et chacun peut le ressentir dans la pièce, pas seulement les deux personnes impliquées dans la séance. Je me souviens de limaille métallique s'alignant comme si un aimant passait par là.

PRÉCAUTIONS A PRENDRE DANS LE TRAVAIL D'ÉQUILIBRATION ÉNERGÉTIQUE

ABUS

   Le travail énergétique est relativement sans danger, bien que, comme tout système thérapeutique, il puisse y avoir des risques. La première précaution à prendre est de ne pas imposer ce que nous attendons et ainsi forcer le corps subtil de la personne à répondre d'une certaine façon. Chaque personne va avoir sa propre réponse à la stimulation et notre travail est de l'observer. Si nous essayons de créer un cycle respiratoire ou un REM quand la personne n'est pas prête à cela, nous imposons notre volonté et notre énergie à la personne en question. En dépassant les réponses naturelles, nous pouvons créer réellement un déséquilibre et une confusion.

EMPREINTE

Une autre précaution est à prendre vis à vis d'empreintes négatives ou non harmonieuses. Ceci est très vrai pour les personnes en état modifié ou élevé de conscience, quand nous travaillons hors de leur niveau de contrôle conscient, ou en marge de leur expérience. Nous devons être très vigilants quant aux mots et aux gestes dans ces situations thérapeutiques.

Quand une personne montre des cycles respiratoires ou autres signes de «travail», les mécanismes de défenses standards sont moins actifs, et les vibrations que nous induisons peuvent laisser une empreinte profonde dans le corps-âme-esprit. La vibration peut pénétrer par le toucher, des mots et des pensées (voir chapitre 5 : Drapeaux rouges)

VIDE ÉNERGÉTIQUE

Dans le travail énergétique, le vide peut devenir un problème, surtout si nous allons trop longtemps par delà les mécanismes respiratoires normaux et si nous induisons un état de carence en oxygène.

Au début de ma carrière, j'enseignais le traitement par «Zero Balancing» à une jeune femme. C'était une fin d'après-midi d'un été torride. La salle de cours était mal ventilée et tout le monde était fatigué, avec un niveau énergétique très bas. Des signes de mobilisation énergétique apparurent rapidement alors que je commençais à travailler avec cette jeune femme, le REM apparut en même temps que des apnées relatives et des hyperpnées, fournissant la preuve de l'existence de ces signes particuliers. Puis arrivé aux trois quart de la séance, je notais qu'elle avait des hypopnées prolongées et semblait relaxée à l'extrême et sereine.

Je me penchais sur elle et lui demandais comment elle allait. A ma grande surprise, elle ne répondit pas. Je posais ma question plus fort, je n'avais toujours pas de réponse. Soudain, je m'alarmais. La regardant de plus près, je vis qu'elle semblait en porcelaine, elle était pâle et quand je touchais son front, il était froid et humide. J'allais aussitôt au pied de la table et donnais une stimulation à travers les pieds et les jambes. Quand elle commença à donner des signes de réponse, je lui demandais comment elle se sentait. Elle répondit : «je vais bien» mais le ton de sa voix était sans vitalité, inanimé. Dès que je lâchais ses chevilles, elle repartit dans un état de non réponse avec des REM et des respirations basses. Je continuais à la stimuler jusqu'à ce qu'elle retrouve ses couleurs, que sa voix retrouve sa vitalité et qu'elle se sente tout à fait bien.

Je lui demandais plus tard de décrire l'expérience du traitement. Elle dit que cela avait été une «séance merveilleuse», qu'elle se sentait bien et qu'elle s'était sentie «partir loin de son corps». Elle avait bien entendu ma voix quand je lui parlais; même elle n'avait pas répondu parce que, disait-elle, «je ne voulais pas revenir».

Ce dernier fait m'effraya parce que, d'un point de

vue objectif, elle n'était pas bien. Rétrospectivement, je réalisais que les trop longues périodes, répétées, de respiration basse, avaient induit un état de moindre oxygénation et donc une dépression du système nerveux central. Son apparence pâle, sans couleur, ses sueurs froides et le manque de vitalité dans la réponse me rappelaient des gens que j'avais vu dans le service d'urgence de l'hôpital, en état de choc. Je me suis souvent demandé si elle avait pu développer un arrêt cardiaque si nous avions continué dans la direction où nous allions. Cette séance me mit en garde contre la possibilité de faire du tort, à travers le travail énergétique, et m'amena à établir des indications pour surveiller les traitements et énumérer les signaux précoces de danger.

SIGNAUX DANGEREUX D'ÉPUISEMENT

Ces signaux dangereux qui nous avertissent sont : manque général de vitalité, pâleur, transpiration, surtout transpiration froide, nez bouché, bâillement, langueur, et /ou des extrémités froides.

Vitalité générale
Elle peut être facilement surveillée par la voix, en posant des questions et en écoutant le rythme et le ton de chaque réponse. Si la personne répond immédiatement, il ou elle se trouve bien ici et maintenant, si il y a un délai assez long, il ou elle peut se trouver dans un état modifié de conscience. Si la réponse est tranchante et vive, le niveau énergétique est bon; si la réponse est faible ou sans voix, un vide énergétique est possible malgré le sens des mots émis.

Pâleur

Quand une personne se relaxe, sa couleur change normalement, devenant moins rose ou moins rouge. La pâleur venant d'une diminution d'activité doit être distinguée par rapport à la pâleur dûe à une carence. La pâleur, le teint terreux, la couleur de la peau grise ou bleu gris indique un épuisement de l'oxygène ou du Chi, surtout si il est associé à de la sueur froide et une respiration superficielle prolongée.

Sueur froide

Dans le travail énergétique, la sueur froide ou la moiteur peuvent être un signe précurseur de vide, surtout associé avec la pâleur. On la trouve plus fréquemment d'abord sur le front et les extrémités.

Nez bouché

Ceci peut représenter la formation de tubes de Venturi (cf. chapitre 6) dans le corps afin de compenser le vide énergétique.

Bâillement

Un «soupir» est le signe évident de relaxation. un «reniflement» signe souvent la fin d'un cycle de travail énergétique. Un «bâillement» est un tube de Venturi plus puissant que le nez bouché et doit être interprété comme un signe de vide jusqu'à preuve du contraire.

Langueur

Une autre expression du manque de vitalité est toute posture indiquant de la langueur. Ceci ne doit pas être confondu avec l'extension de l'état de relaxation qui s'installe normalement chez une personne pendant un traitement, où la respiration devient plus lente et superficielle, la tension musculaire diminue, et la personne s'enfonce de plus en plus dans la table. Avec la langueur, la tête de la personne peut rouler d'un côté ou de l'autre, ou un bras peut tomber hors de la table, de façon apathique. La personne semble presque absente. Si il y a le moindre doute quant à la vitalité, demandez à la personne comment il ou elle se sent.

Extrémités froides

Les extrémités froides sont significatives si, pendant le traitement, la personne devient froide et moite. Beaucoup de gens ont froid, les paumes des mains ou les pieds froids dès le début, ce qui rend ce signe moins fiable.

L'élément important à réaliser est que, malgré un vide énergétique précoce, une personne peut vous dire qu'elle se sent bien. L'état de carence précoce n'est pas déplaisant et peut être associé à des sentiments de paix, de tranquillité et d'états modifiés de conscience. De toute façon, des états modifiés se transformant en carence ou fatigue ne sont pas bons pour la santé. Ils peuvent diminuer le corps énergétique et entraîner une fatigue continue ou une dépression, ils peuvent diminuer l'oxygène du corps physique et l'amener à une carence. Un seul signal de carence de Chi ou d'oxygène peut ne pas être signifiant, mais la présence d'un seul de ces signes doit nous prévenir de problèmes potentiels et nous inciter à surveiller la personne de plus près. Si ces signaux de danger arrivent en groupe, il y a de grandes chances qu'une carence se développe.

TRAITEMENT DU VIDE ÉNERGÉTIQUE

Si, pendant un traitement manuel, nous suspectons une carence en train de se développer, il est indispensable de contrôler ce qui se passe. Pour éliminer ces carences, bougez plus rapidement, soyez plus physique qu'énergétique et stimulez la personne avec vos mains.

N'autorisez pas de longues apnées et des REM. Ayez des fulcrums brefs, presque fermes, engagez une conversation avec le sujet; demandez lui de prendre des respirations profondes. En changeant d'allure, nous devrions voir disparaître les signes de carence. Sinon, finissez le traitement assez rapidement et restez présent. A l'issue de la séance, faites asseoir la personne plutôt que de la laisser se relaxer sur la table et continuer à s'épuiser.

Si la personne a froid ou a soif, un chandail chaud ou une tasse de thé chaud peuvent l'aider. Si nous choisissons de laisser la personne sur la table quelques instants, elle devra rester couchée sur le côté, les genoux légèrement relevés afin de contenir le champ énergétique.

FACTEURS FACILITANT LE VIDE ÉNERGÉTIQUE

Certaines personnes développent plus facilement cette carence. La combinaison de facteurs la plus favorable est trouvée chez une personne végétarienne, pratiquant la méditation et/ou une personne ayant touché à la drogue. Les gens décrits ci-dessus ne développent pas tous des problèmes mais soyez vigilants avec ce groupe, tout particulièrement si la personne est naturellement d'un teint pâle avec un corps asthénique et élancé, et avec une voix douce.

   Les végétariens ont une vibration de champ énergétique plus fine que les autres. Les fructivores ont un champ plus fin que les végétariens.

   L'énergie se déplace plus rapidement avec ces vibrations énergétiques plus fines ; l'énergie ne semble pas « attachée » au corps physique comme chez les gens ayant des habitudes alimentaires plus variées.

   Les gens qui méditent beaucoup, ou qui ont beaucoup médité dans le passé, activent leurs systèmes énergétiques, et se sont nettoyés de nombre d'obstructions, ainsi leur énergie coule plus rapidement. Ils sont également habitués à la sensation de « suivre le Chi » lui même et gravitent souvent dans les états modifiés de conscience ou les expériences hors du corps.

   Les gens qui ont utilisé des substances hallucinogènes ou d'autres drogues sont habitués des états modifiés de conscience et ont eu fréquemment des expériences hors du corps. Ces personnes connaissent le voyage astral, et ceux qui aiment la sensation de sortir du corps, si on leur donne un stimulus, vont aller dans ce sens. Moins les personnes sont enracinées, plus elles ont tendance à « s'envoler » surtout si nous sommes là en tant que force d'enracinement. Si l'on va trop loin, nous pouvons vider l'énergie. Le but de travail énergétique est d'équilibrer une personne, non de satisfaire une expérience.

   Une indication majeure pour savoir si une personne peut se trouver en vide énergétique est de prêter attention à la rapidité avec laquelle elle répond à un stimulus énergétique. Une personne qui s'allonge et qui, immédiatement, produit un REM ou dont la respiration donne rapidement une apnée relative est une personne prête à partir dans un état modifié de conscience. Je recommande, avec une telle personne, de travailler à un rythme plus soutenu pendant un laps de temps plus court.

Il y a quelques années, un homme assistait à un de mes séminaires, il demanda à expérimenter le travail énergétique par les mains. Je débutais juste et je ne comprenais pas l'importance potentielle du travail énergétique ; sans interrogatoire adéquat, je donnais mon accord. Il s'allongea sur la table et je posais mes mains sur ses jambes pour faire le fulcrum « en demi-lune ». A l'instant où je le touchais, il s'installa un REM et une respiration basse. Je lui demandais comment çà allait et déjà sa voix avait perdu une partie de sa vitalité.

Manifestement, ce n'était pas approprié de continuer un tel travail, aussi je commençais à donner une stimulation pour le faire revenir à l'état de conscience ordinaire. Quand il semblait vif et présent, j'enlevais mes mains, à ce moment il repartit en REM, hypopnée et en phase de non réponse. Il me fallut plus de 15 minutes pour qu'il revienne suffisamment équilibré, que je puisse enlever mes mains et qu'il retrouve sa propre force.

Tout ceci se produisit avant que j'ai pu faire autre chose qu'appliquer une traction sur ses jambes.

Plus tard, je lui demandais de me raconter sa vie. Il s'en suivit qu'il avait pris du LSD pendant les dix dernières années, tous les jours. Ses champs énergétiques étaient si faussés et perdus qu'il suffisait de l'effleurer par un contact essentiel pour que les champs s'effondrent. Ne faites pas de travail énergétique avec des gens qui sont sous l'effet de drogues dures et faites attention aux gens qui ont un passé long et compliqué avec des drogues. Leurs réponses peuvent être rapides, bizarres, et différentes de celles rencontrées habituellement.

Chacun de nous réagit différemment à une modification de notre état énergétique. Certains très stressés ou ayant des champs vibratoires très élevés, réagissent en devenant plus enracinés, plus précis, fermes et proches de leurs racines. D'autres personnes, stressées, laissent partir ou perdent leur enracinement, s'envolent et fuient vers un monde imaginaire.

Souvent, le traitement énergétique idéal est de créer un champ énergétique plus élevé ou alors guider la réponse de la personne dans la direction opposée à celle à laquelle elle est habituée. La personne qui est très enracinée va être encouragée à étendre son corps énergétique dans un état de conscience modifié, à embrasser la légèreté et la liberté, et de connaître des sensations d'allongement, de resserrement ou de flottement. Aussi, en voyant des REM, des apnées, et des indications d'un état modifié, nous devons prolonger les fulcrums.

Avec les personnes habituées aux état modifiés de conscience, chez qui apparaissent des REM spontanés, les yeux fermés, le but est de contenir l'énergie à l'intérieur des courants en huit et empêcher les expériences hors du corps. La sensation peut ne pas être «ressentie» comme agréable, ne pas être «dans l'espace», ou «électrique», mais sera en réalité d'une plus grande utilité. En conservant les vibrations hautes à l'intérieur du corps physique et de son champ énergétique interne, la force, la vitalité et l'enracinement seront augmentés, et la personne va commencer à parcourir des chemins parallèles pour résoudre son stress.

CONCLUSION

Une personne ne peut pas ne pas réagir et le procédé utilisé d'être témoin de la réponse à une séance d'équilibrage énergétique est précieux. Connaître les cartes des voyages intérieurs possibles et des réponses involontaires nous aide objectivement et rend palpable une dextérité tout à fait subjective. Ceci nous fournit également un aperçu de la nature énergétique d'une personne, et nous permet de participer en toute sécurité, de façon effective, et complète au processus d'«énergy balancing».

5
PASSERELLES DE PRÉCAUTION

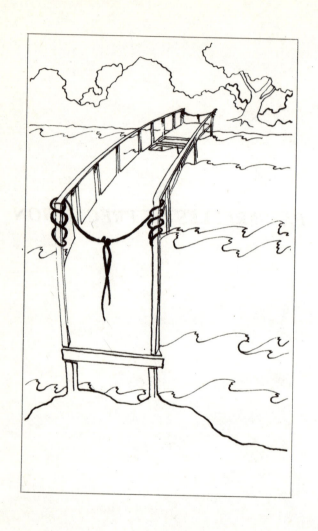

> *« Exerce ton art uniquement pour*
> *le bienfait de ton patient »*
> Serment d'Hippocrate

« Ne pas nuire ». Tel est l'un des principes de base des professions dont le but est la guérison, que ce soit dans le passé ou de nos jours. A un niveau superficiel, « ne pas nuire » semble un principe assez simple mais à y regarder de plus près, il devient plus complexe. Dans ce chapitre, on abordera des sujets qui aident le praticien à « exercer son art uniquement pour le bienfait du patient ». Ils sont centrés sur le diagnostic, la communication en milieu thérapeutique et la mise à jour d'une démarche curative.

LE DIAGNOSTIC DE LA MALADIE

Dans bien des cas, on voit clairement la cause du problème, et le patient peut facilement décider de la thérapie à suivre. Dans d'autres cas, la nature, l'étendue ou le diagnostic d'une maladie n'ont pas été établis et il est difficile de dire l'orientation à donner. Selon moi, si jamais la question de savoir par où commencer se pose de manière grave, un bilan de santé médical doit prévaloir. « Ne pas nuire » commence en s'assurant qu'aucune pathologie flagrante n'a été négligée. Une fois mené à bien le bilan de santé, et une fois la pathologie connue, on peut plus facilement décider de l'orientation à donner aux futurs soins.

LES VOYANTS ROUGES

Certaines situations, ou « signaux d'alarme », impliquent une opinion médicale conventionnelle. L'ordre dans lequel ces situations sont présentées est arbitraire et ne suggère aucune idée d'importance plus ou moins grande. Ces grandes lignes ne se veulent pas exhaustives non plus.

Un changement de poids inexpliqué
Un changement du poids du corps indique un glissement significatif de l'homéostasie du corps, et il faut s'assurer de la raison de ce glissement.
Une perte de poids sans cause apparente est généralement plus inquiétante qu'une prise de poids dans les mêmes conditions. Les causes d'une perte de poids peuvent aussi bien être le diabète, le cancer, la tuberculose (qui gagne à nouveau du terrain), le sida (syndrome de déficience en immunité acquise) que des problèmes endocriniens, une maladie infectieuse chronique, une cirrhose du foie, des problèmes psychosomatiques ou une fatigue mentale. L'histoire familiale est utile car beaucoup de problèmes se répètent dans une même famille. Il faut particulièrement s'inquiéter lorsque la perte de poids est accompagnée d'autres symptômes tels que des saignements anormaux, des selles inhabituelles, des sueurs nocturnes, une lassitude sans cause apparente, etc.

Une perte de poids inexpliquée chez une personne ayant des antécédents cancéreux exige un bilan. Beaucoup de personnes guérissent complètement du cancer. S'il y a réapparition du cancer, elle a lieu le plus souvent dans les 5 années qui suivent le traitement. Si aucun signe de résurgence ne se manifeste durant cette période, les éventualités de rechute sont tellement réduites qu'une survie de 5 ans est considérée comme une guérison. Malheureusement, cependant, le cancer peut se manifester à nouveau à n'importe quel moment, si bien que même la personne guérie depuis 5 ans doit rester vigilante.

Les gens ayant un passé de cancéreux nourrissent une peur profonde d'un retour éventuel de la maladie. Chaque fois que l'on fait l'inventaire des possibilités de résurgence de la maladie chez quelqu'un, on doit être capable de recevoir des messages à un niveau de perception très subtil. N'importe quel petit grincement ou menue vibration dans un corps est propre à déclencher le processus d'alarme.

Certaines personnes, confrontées à des symptômes signifiants, ont tellement peur qu'elles ne vont pas chez leur praticien, précisément parce qu'elles ont peur d'un diagnostic de résurgence du cancer. Elles iront peut être vers la médecine naturelle en espérant un diagnostic plus bienveillant. L'examen médical est important pour deux raisons au moins : d'abord, s'il y a rechute, on peut se décider pour des traitements nouveaux et les commencer sans perdre un temps précieux ; si au contraire il n'y a pas rechute, cette information même aidera à dissiper la peur, qui a peut être elle-même suscité fatigue et santé déclinante. Temporiser devant une perte de poids chez un sujet avec des antécédents cancéreux est une position intenable.

Une prise de poids sans raison est moins fréquente

que l'inverse. Elle pourrait correspondre à une dysfonction des reins, du cœur ou de glandes endocrines. Comme pour la perte de poids, il faut en déterminer la cause.

Saignements anormaux
Ceci est une des principales manifestations suscitant une recherche de la part du médecin. A l'évidence, situer l'endroit d'où vient le saignement revient à définir l'urgence et le type d'examen à pratiquer. Une tumeur (maligne ou bénigne), des infections, un ulcère, un processus inflammatoire, des déséquilibres hormonaux ou un traumatisme, en sont fréquemment la cause.

Changement dans les fonctions corporelles
Un changement sensible de n'importe quelle fonction corporelle est un «signal d'alarme». Le changement intervenant dans les selles d'un sujet (surtout si c'est un homme) de plus de 40 ans est tout particulièrement important; le cancer de l'intestin n'est pas chose rare.

Changement physique
Des changements physiques peuvent apparaître dans le corps, sans être accompagnés de changements fonctionnels. Toute apparition de grosseur ou de tumeur, surtout à la poitrine, toute évolution d'une tumeur ancienne, tout changement d'une tache cutanée ou d'un grain de beauté : ce sont là les principales manifestations dont il faut s'inquiéter. On peut aussi citer les plaies qui enflent et ne guérissent pas, les éruptions tenaces, et les douleurs articulaires diffuses.

Tout en prodiguant vos soins, restez conscient du fait que n'importe quel sujet peut être porteur d'un problème non révélé, sans rapport aucun avec la raison pour laquelle il consulte. Sur une période de trois mois, pendant des séances de «zero balancing», j'ai «par hasard» découvert deux fibromes, un kyste du rein, et un anévrisme abdominal. Dans ce dernier cas, le patient se trouvera sur la table d'opération 6 heures après avoir été dirigé vers un spécialiste. Rappelez-vous que tout un chacun peut être porteur d'un problème qu'il ignore. Rester vigilant à tout signe sortant de la norme peut réellement sauver la vie de quelqu'un.

Traumatisme

Ce concept recouvre de nombreuses situations, il est tout particulièrement important : en effet, il nous arrive à tous que nos amis, nos familles, nos connaissances, sollicitent notre aide et nos conseils alors qu'ils viennent de se blesser. Les praticiens de médecine naturelle doivent tout spécialement être prudents en traitant des patients venant pour des douleurs liées à une blessure très récente; parmi les questions que les praticiens doivent se poser, il y a celle-ci : «quelle est l'importance de la blessure et est-ce que le problème dépasse mes compétences techniques et mon champ d'action légal?» Bien évidemment, il n'est pas nécessaire que tout traumatisme soit examiné par un médecin, mais si vous avez un doute, n'hésitez pas à lui adresser la personne.

Il est absolument faux de dire que si quelqu'un peut utiliser un membre blessé, ce membre n'est pas cassé. Au cours de mes années de pratique, j'ai vu des gens entrer dans mon cabinet avec une cheville cassée, une hanche cassée, le bassin fracturé, une vertèbre fracturée (tout à fait courant), et même avec une fracture cervicale. Le fait qu'une personne puisse se déplacer ou marcher en utilisant telle ou telle partie de son corps ne signifie pas qu'il n'y ait pas de fracture. Chaque fois que quelqu'un a subi un traumatisme au niveau du squelette, il existe une possibilité de fracture ; la probabilité de celle-ci est fonction de la gravité de la blessure, de l'importance de la douleur, de l'âge et de la santé de l'individu, de l'apparence et du niveau de sensibilité de la zone blessée, et du temps écoulé depuis l'accident.

Les fractures peuvent être stables ou non ; certaines sont importantes, d'autres embêtantes mais au fond ne constituent pas un grave problème. Il est impératif de procéder à des soins adaptés immédiats avec certaines fractures, tandis que l'on peut ne tenir aucun compte de telles autres, ou simplement les remettre en place ou les isoler pendant un certain temps.

Le diagnostic final en ce qui concerne les fractures repose sur les révélations radiographiques ou sur de plus récentes façons d'évaluer le squelette. Des radiographies bien prises sont tout à fait fiables mais certaines fractures n'apparaissent pas sur les premiers clichés ; elles ne deviennent visibles que 3 ou 4 semaines après, quand l'absorption osseuse au cours du processus de guérison rend la fracture plus évidente.

Plusieurs traumatismes courants appellent un commentaire spécifique. Le premier de ces traumatismes sera une chute au cours de laquelle on atterrit lourdement sur les fesses. La violence de la chute se répercute directement dans la colonne et, à cause des courbes naturelles du dos, si l'impact énergétique est trop grand, les vertèbres se bloquent sous le choc plutôt que d'envoyer la force née de ce choc le long des courbes et jusqu'en haut de la colonne vertébrale. J'ai soigné un homme dont la jeep heurta une fondrière alors qu'il la conduisait à vive allure. Le choc provoqua une fracture par compression de la première vertèbre lombaire. Des variantes de cette «chute sur le derrière» se produisent chaque fois qu'un choc soudain et direct est exercé selon une verticale à travers le corps, y compris des coups, assénés tout en haut des épaules ou de la tête.

Des fractures des vertèbres, par compression et sans complications, sont courantes. Heureusement la plupart d'entre elles sont relativement stables, ne s'éloignent pas de manière importante de la verticale, et ne créent pas un grand problème immédiat, en dehors de la douleur. Une arthrose post-traumatique peut cependant s'installer et si la hauteur vertébrale est sensiblement réduite, alors au fil des années, la position corporelle est atteinte, avec comme conséquence un dos voûté.

Les fractures vertébrales instables ou avec déplacement sont totalement différentes en raison des possibilités de blessures de la moelle épinière. Ces problèmes sont graves et nécessitent des soins médicaux éclairés. Un point très important avec ces blessures consiste à ne pas aggraver le problème en imprimant un mouvement excessif à la colonne juste après la blessure. Des fractures cervicales potentiellement désastreuses peuvent découler d'une chute sur la tête ou sur le cou, comme lorsque l'on tombe de vélo, que l'on plonge ou que l'on fait du surf dans des eaux trop peu profondes.

Fractures pathologiques

Les fractures de ce groupe spécifique, connues comme «fractures pathologiques» interviennent quand existe une pathologie osseuse sous-jacente. L'os lui-même n'a pas de fibres sensibles à la douleur, et c'est seulement lorsque l'enveloppe de l'os (le périoste) est compromise, que se manifeste la «douleur osseuse». Ceci signifie qu'un sujet peut souffrir de dégâts osseux graves sans en avoir conscience. Il se peut très bien en fait qu'une fracture pathologique soit le premier signe indiquant un problème sous-jacent. Un incident traumatique apparemment léger peut être cause de fracture. Les femmes ménopausées peuvent être atteintes d'ostéoporose ou «décalcification» des os, causée par les changements hormonaux. Des os qui se décalcifient perdent de leur résistance et se fracturent aisément. Une chute pour une femme de 65 ans atteinte d'ostéoporose peut très bien aboutir à une fracture importante tandis que la même chute pour une femme de 30 ans, n'aura peut être d'autre conséquence qu'un hématome.

Entre autres conditions susceptibles de favoriser un affaiblissement osseux, on peut citer les thérapies de longue haleine à base de cortisone (c'est une cause de déminéralisation), les kystes osseux bénins ou le cancer (affaiblissement de la charpente osseuse), le vieillissement (déminéralisation, amoindrissement de la souplesse osseuse), et la maladie osseuse en elle-même (la maladie de Paget, la tuberculose).

La fracture dûe au stress (à la fatigue intense) constitue une autre catégorie de fractures insoupçonnées. L'existence de «fracture dûe à une marche» fut attestée dans les services de santé des armées quand les soldats commencèrent à souffrir de fractures des os longs des pieds dûes à des marches sur des distances trop longues. On rencontre des fractures dues à la marche chez les joggers et les marcheurs participant à des compétitions. Les fractures dûes à la fatigue intense se produisent souvent au niveau des hanches chez les gens âgés. Très souvent telle personne va se retourner ou bouger, entendre un craquement dans sa hanche, et tomber par terre. En fait, la fracture a eu lieu comme conséquence du mouvement et a entraîné la chute au lieu d'être causée par la chute elle-même.

   Quelquefois des maladies osseuses ou des douleurs articulaires sont dûes à d'autres causes. Par exemple, il y a plusieurs années, une femme vient me consulter se plaignant d'une douleur de la hanche, pas trop aiguë, mais qu'elle supportait depuis environ un mois. Le fait important de son histoire personnelle était un cancer du sein qu'elle avait eu 4 ans auparavant. En entendant cela, un signal d'alarme s'alluma dans mon esprit. Cependant, une semaine avant de me consulter, elle avait vu un orthopédiste dont les radios ne montraient aucune pathologie. Elle était venue chez moi pour y trouver une thérapie différente car elle se refusait à prendre des médicaments, pour calmer la douleur. Mon examen fit apparaître un déséquilibre énergétique important au niveau de la hanche. Après trois séances de traitement toutefois, la patiente ne trouvait toujours aucune amélioration de son état. Puisque la douleur était toujours là, j'envoyais la patiente chez son orthopédiste à nouveau. Il fit de nouvelles radios qui firent apparaître un cancer avec métastase. En l'espace de 2 semaines seulement, de normales qu'elles étaient, les radios étaient devenues anormales.

   Le cas de cette patiente met en lumière plusieurs points importants. Quand les symptômes persistent en dépit d'examens récents, il peut être nécessaire de refaire des examens, et c'est là une bonne façon de pratiquer. Ensuite, si une thérapie quelle qu'elle soit n'apporte pas d'amélioration au bout d'un laps de temps raisonnable il convient d'admettre son inefficacité. Enfin, la présence de plusieurs signaux d'alarme (une histoire personnelle où apparaît un cancer, plus une douleur inexpliquée) alerte très vite le praticien et lui indique la ligne d'action adéquate.

Des poussées de fièvre sans raison apparente
Nous avons là un autre signe important qu'il faut prendre en compte dans la préparation du diagnostic. Des cancers de tous ordres, primaires ou avec métastase, peuvent se manifester tout d'abord par de la fièvre. Une maladie du tissu conjonctif (rhumatisme articulaire aigu, polyarthrite chronique, lupus érythémateux), une infection (sida, hépatite, malaria), les effets secondaires de certains médicaments, les réactions à un sérum et les caillots sanguins : une fièvre autrement «sans raison» peut être due à l'un ou l'autre de ces facteurs.

Évolutions inflammatoires
Rougeur, chaleur, enflure et douleur : tels sont les signes témoignant d'une inflammation. Une inflammation peut être accompagnée ou non d'infection. Avec infection (furoncles, arthrite blennorragique), sans infection (goutte, syndrome de Reiter, tendinite, entorses, fractures). L'apparition de ces 4 symptômes (rougeur, chaleur, enflure et douleur) entraîne la nécessité d'un diagnostic médical différentiel.

Évolutions infectieuses
De telles évolutions graves ou répétées, requièrent un suivi médical. Si une infection superficielle, telle que coupure ou plaie, à n'importe quel endroit du corps génère des traînées rouges issues du point initialement infecté, cela signifie que l'infection est en train de se propager dans le corps. Des infections qui ne guérissent pas peuvent être indicatrices d'une pathologie sous-jacente telle que le diabète. Des infections

durables, telles que le candida albicans (monilia) peuvent être à l'origine de symptômes affectant le corps entier. Une blennorragie peut déboucher sur une arthrite infectieuse. Une tuberculose peut susciter toutes sortes de changements corporels parmi lesquels on peut citer une perte de poids, une grande lassitude, de la toux et une faiblesse généralisée.

Les drogues à usage médical

La prescription médicale fait aborder plusieurs points délicats. Les praticiens de médecine naturelle font bien de connaître les médicaments d'usage courant bien qu'ils ne soient pas prescripteurs. Prescrire, changer ou arrêter la prise de drogues à usage médical, tout cela appartient au corps médical en place. Ces drogues sont concentrées et puissantes, et peuvent induire des effets secondaires (des céphalées pour la nitroglycérine, une ostéoporose pour la cortisone), une sensibilisation au médicament (des nausées pour la codéine) ou encore des allergies au médicament (des éruptions cutanées pour la pénicilline). Si l'absorption d'une drogue semble pouvoir être à l'origine d'un problème, envoyez le patient au médecin qui a fait la prescription, ou à quelqu'un appartenant au corps médical. Dans le cas de certaines médications, les doses doivent être changées très graduellement, car tout changement abrupt peut être problématique ou dangereux. Tellement de gens sont sous médicaments que celui qui offre des soins de médecine naturelle trouvera utile d'avoir des sources d'information à portée de la main. Un médecin, un pharmacien et un exemplaire du dictionnaire médical pourraient offrir, et c'est le minimum, ce soutien au niveau de l'information.

La douleur
Quelqu'un peut éprouver une douleur issue de l'un ou l'autre des divers niveaux qui nous constituent : le physique, le mental (et l'émotionnel) ou le spirituel. D'un point de vue énergétique, la douleur provient d'un blocage de mouvement. La douleur elle même peut être déplacée ou soulagée par une médication ou une thérapie naturelle mais ne méprisez pas sa cause sous-jacente. La douleur a une fonction de signal d'alarme, et il est contraire au bon sens de se contenter d'y mettre fin sans en trouver la cause.

L'aspect maladif
Plus la personne paraît malade, plus la nécessité d'une opinion médicale est urgente. En général, les problèmes énergétiques n'entraînent pas un aspect aussi maladif que les troubles physiques (lésionels) des fonctions corporelles.

Affections échappant aux schémas habituels
Toute association d'événements qui ne serait ni typique ni standard au vu de votre grille de références personnelle, doit allumer en vous un voyant rouge. Chaque professionnel de la santé et chaque professionnel tout court, se constitue une norme, reposant sur des comportements pathologiques attendus et sur les réponses thérapeutiques à leur apporter. Nous reconnaissons des syndromes, appliquons une thérapie et observons le processus de guérison sur un arrière plan d'expérience personnelle et collective. Si l'une ou plusieurs de ces phases ne «sonnent pas juste» que cela soit votre voyant rouge. Une information de ce type peut en fait provenir d'un niveau intuitif ou viscéral. Si un thérapeute réalise ou sent que quelque chose ne va pas, il ou elle doit prendre en compte cette intui-

tion et l'évaluer. Cette attitude ne peut causer aucun dommage et beaucoup de dommages peuvent ainsi être évités.

Pour nous résumer sur l'importance des voyants rouges
Chaque système de soins et chaque individu travaillant dans le cadre de n'importe quel système de soins, nourrit un préjugé donné. Mon a-priori est de dire que la médecine occidentale est notre principal système de soins dans ce pays, et que, chaque fois que nous avons un doute, nous devons faire appel à ses ressources. Les grandes lignes ci-dessus sont destinées à aider le praticien en médecine naturelle à s'orienter vers le corps médical; elles ne sont pas censées impliquer que la médecine allopathique et les soins qu'elle dispense, soient nécessairement supérieurs. Une liste de voyants rouges à l'adresse du corps médical pourrait facilement être établie et préciser quand faire appel aux ressources des médecines naturelles. L'idée sous-jacente, c'est que le praticien soit aussi utile que possible et ne cause aucun dommage.

LA COMMUNICATION EN MILIEU THÉRAPEUTIQUE

L'ACQUISITION D'UN POUVOIR

Les mots que nous utilisons en tant que praticiens peuvent avoir sur nos patients un effet au moins aussi grand qu'un médicament ou une procédure thérapeutique. Une communication claire, signifiante et positive, fait partie de la démarche soignante optimale. Une fois que le titre de médecin est attribué à quelqu'un ou que cet homme est reconnu en tant que professionnel de la santé ou guérisseur, historiquement et culturellement il ou elle est «chargé d'un pouvoir». La communauté environnante, la justice, le patient et sa famille assoient encore plus cette autorité. C'est une force tellement puissante que celui dont le métier est de rétablir la santé doit reconnaître et accepter consciemment que ce pouvoir lui ait été octroyé, même si il ne l'avait pas cherché en fait. Par sa nature, cette apparition d'un pouvoir nous fait intervenir à la fois à un niveau conscient, et à un niveau inconscient. En raison du fait que cette question de l'acquisition d'un pouvoir est trop souvent subordonnée aux techniques et aux diplômes accumulés, au lieu d'être quelque chose que l'on recherche activement, bien souvent son existence et ses implications ne sont pas entièrement ou pas consciemment reconnues. Il est fréquent que celui qui travaille sur la santé ou bien, ne réalise pas quelle est la portée de ce pouvoir, ou bien, pris dans le courant d'une vie professionnelle intense, l'ait oublié. Il en résulte que cette autorité pourrait devenir un véritable danger pour la santé. Voyons pourquoi il en est ainsi.

Au-delà de la mise en pratique des techniques apprises et d'une conduite professionnelle, on est confronté à une question plus subtile qui est celle de l'interaction qui existe entre thérapeute et patient, et c'est là un facteur qui influe directement et profondément sur ces phases de bonne et mauvaise santé. Les mots, les suggestions, les attitudes, les gestes de celui qui est doté de pouvoir, sont autant d'impressions se fixant à des niveaux formatifs du corps, de l'intelligence et de l'esprit de la personne cherchant de l'aide. Le monde intérieur du patient est profondément marqué par les mots du professionnel et par leurs implications. Par exemple; si quelqu'un souffre d'une maladie chronique qui ne met pas sa vie en danger et qui est peut être relativement peu importante, comme certains cas d'allergie, le fait qu'un médecin dise « on ne peut rien faire pour vous » ou « vous devez composer avec ceci jusqu'à la fin de vos jours », peut littéralement saper les assises de cette personne. Un état dépressif et anxieux et une aggravation de la maladie peuvent apparaître après de telles remarques. Cette « vérité » aura tendance à être plus importante encore, précisément parce que cette personne imagine quelque chose qui est désespéré, ou, au-delà de tout espoir de guérison. Nous sommes susceptibles d'être limités et enchaînés par telle façon de voir, tout autant que nous pouvons être agrandis et libérés par telle autre. En tant que professionnels de la santé nous devons avoir conscience de l'impact de nos commentaires, gestes, attitudes et remarques fortuites sur le psychisme du patient. Combien il eut été préférable que le médecin dise : « je ne peux rien faire de plus pour vous »!

Une situation fréquente, et que j'ai rencontrée en pratiquant, m'a poussé à écrire les commentaires suivants : quelqu'un qui souffre de récentes douleurs dans le dos, depuis une ou deux semaines, passe des radios qui font apparaître une dégénérescence chronique telle que arthrose ou tassement des disques intervertébraux. De nombreux praticiens attribuent la douleur physique à ce qu'ont découvert les radios, expliquant et montrant ces découvertes comme étant la cause du problème. Ce raisonnement est faux car la douleur dure depuis une ou deux semaines, tandis que les changements signalés par les radios existent depuis plusieurs années. Il se peut que la personne entre dans le cabinet avec une simple contracture dorsale pour avoir soulevé quelque chose de manière inadéquate, et qu'elle reparte avec «une dégénérescence des disques intervertébraux» ou «une arthrose de la colonne vertébrale». La graine vient d'être semée. On vient de donner à cette personne une maladie qui occupera peut être sa conscience jusqu'à la fin de ses jours, et qui, cependant, n'était pas, au départ, la cause de la douleur. D'après mon expérience, il n'y a pas toujours de forte corrélation entre les découvertes des radios et l'importance de la douleur ou du dysfonctionnement d'une partie du corps. Les radios bien souvent ne se suffisent pas à elles-mêmes mais devraient être considérées à la lumière de l'histoire personnelle du patient et de sa maladie.

Le pouvoir dont le professionnel de la santé est investi est encore souligné par l'état d'instabilité émotionnelle propre au fait d'être le patient. Se sentant inquiet à propos de sa santé, le patient a recherché une autre personne pour lui venir en aide. Une confiance en soi perturbée donnera beaucoup plus de poids à toute information reçue dans ces conditions. De plus, étant donné les peurs, doutes, et autres problèmes émotionnels avec lesquels le patient est aux prises, il y a de grandes chances pour qu'il déforme, ou n'entende pas l'information. En tant que professionnels de la santé, la qualité de la communication que nous établissons avec le patient fait partie de cette relation spécifique dont le but est la guérison. Il faut s'efforcer deux fois plus de dispenser une information claire, basée sur des images claires. A ce point précis, comme à d'autres étapes de notre traitement, nous devons laisser le principe du «ne pas nuire» nous guider.

LE LANGAGE DE LA SANTÉ

Le praticien peut aider ses patients à faire naître en eux des dispositions favorisant la guérison de leur maladie ou la solution de leurs problèmes, en prenant soin de fournir des idées, des images mentales et des perceptions propres à les influencer positivement plutôt que d'en faire les victimes de leur maladie. Les recherches faites sur le biofeedback ont montré que le corps réagit au langage et aux images utilisés à son égard. La plupart d'entre nous ne sommes pas capables d'utiliser directement les ressources du système nerveux autonome à un niveau conscient. Nous ne pouvons pas «dire» à notre pression artérielle de baisser ou à nos mains de se réchauffer, mais on peut accomplir ce genre de chose, en s'y exerçant, si l'on fournit au cerveau des images adéquates. Notre imagerie interne influe sur notre esprit à un niveau inconscient, et sur notre système nerveux autonome également, car ces deux systèmes ne peuvent pas faire la différence entre événements réels et événements imaginaires. Le Dr Carl Simonton a démontré la puissance de l'imagerie déjà mentionnée dans les traitements du cancer, tout comme l'a fait le Dr G. Jampolsky dans son «Centre de guérison basée sur l'État d'Esprit du patient».

L'imagerie utilisée peut tout autant favoriser la guérison que causer des problèmes et des maladies. Notre esprit à un niveau inconscient n'a aucune idée de ce qu'est une allusion, de l'humour, ou du temps qui passe. Étant donné que l'inconscient prend toute information à la lettre, bien souvent, les gens, sans le savoir, s'adressent des auto-suggestions ou utilisent une imagerie mentale qui limitent leur santé et leur potentiel physique. Il est important de comprendre cela et de vérifier les schémas de comportement et les schémas mentaux de la personne avec laquelle on travaille, puisqu'ils sont susceptibles de l'influencer négativement, à son insu.

Quatre mots couramment utilisés, demandent à être mentionnés ici, le premier d'entre eux est «essayer». L'une des implications de ce mot est l'idée de «ne pas réussir». Quelqu'un qui veut arrêter de fumer, et qui dit «j'essaierai d'arrêter» passe ainsi un message au système nerveux inconscient lui indiquant qu'il fera un effort ou une tentative, mais que cela ne réussira pas. Nous avons là un message à double portée, ce qui rend la tâche plus lourde.

Le second message hétérogène est celui de «ne pas pouvoir». Il y a confusion dans ce cas parce que les gens disent souvent «je ne peux pas» alors qu'en fait ils veulent dire «je ne ferai pas» telle chose. Aucun d'entre nous n'est physiquement capable de faire un bond de la terre à la lune, si bien que l'affirmation «je ne peux pas bondir jusqu'à la lune» est vraie et honnête. Mais par contre, des affirmations telles que «je ne peux pas perdre de poids» ne sont généralement pas à prendre au sens littéral, bien que ce soit le message que l'inconscient entende. Il serait bien préférable de dire «je ne perdrai pas de poids» ou encore «je n'ai pas réussi à perdre de poids». Il est extrêmement difficile de faire quelque chose dont vous avez dit à votre inconscient que vous ne pouviez pas le faire; c'est là une affirmation qui affaiblit votre pouvoir sur vous-même.

Il y a un troisième mot dont il faut avoir conscience, et c'est «je devrais». Ce mot implique qu'il y ait une autorité extérieure à vous-même, un décret quelque part, affirmant que votre comportement «ne devrait pas» être ce qu'il est ou «devrait être» différent. Si nous avons l'habitude de vivre dans un monde gouverné par les «je devrais», nous diminuons notre volonté, notre contrôle sur nous-même, et sur l'instant présent. Même si l'action que le «je devrais» suggère est tout à fait fondée, il est quand même préférable d'arriver à l'affirmation ou à l'action, sans utiliser le mot lui-même. Par exemple, vous «devriez» regarder à droite et à gauche avant de traverser la rue. C'est un bon conseil et une information juste. Cependant, dire simplement «regardez à droite et à gauche avant de traverser» attribue le pouvoir de ce faire à l'individu lui même, et non pas à une autorité extérieure à lui.

Le quatrième mot n'est pas tant un message hétérogène adressé à l'inconscient, qu'un message hétérogène en effet, mais au niveau du conscient. Le mot dont il s'agit est «mais». C'est là un mot tout à fait «positif» et important, qui amoindrit tout ce qui le précède dans la phrase, ou s'y oppose. C'est seulement dans le cas où «mais» est utilisé par erreur, lorsque la personne voulait en fait dire «et», que surgit la confusion. Le mot «et» prolonge une pensée, la projette, tandis que «mais» imprime un changement de direction à l'idée ou la pensée.

DISSOCIONS LA CAUSE ET L'EFFET

A moins que ce soit absolument nécessaire, n'associez pas symptômes et maladies au vieillissement du sujet. Tout symptôme lié au vieillissement accompagnera la personne en question aussi longtemps qu'elle vieillira, ce qui signifie, bien sûr, pour le restant de ses jours. Écoutez le sujet racontant son histoire, ou parlant de ses symptômes. S'il fait des remarques innocentes telles que «c'est dur de vieillir» ou «je ne suis plus si jeune que j'étais» ou «je me sens vieux», cela signifie généralement que, dans son esprit, au moins une partie du problème est liée à l'âge. Faites l'effort de désamorcer de telles remarques chaque fois que c'est possible. Si vous parvenez à séparer les deux, à isoler la maladie et le symptôme, à leur enlever tout rapport avec le fait de vieillir alors apparaît une plus grande possibilité d'améliorer la santé.

Qu'une personne dotée du pouvoir dont nous avons parlé fasse négligemment une remarque du genre «c'est dur de devenir vieux» pour commenter une simple douleur ou un mal du patient auquel elle s'adresse, voilà qui est immoral. J'ai vu bien des gens commencer à aller mieux dès qu'ils avaient compris que leur «hygroma» ou leur mal au dos étaient dûs au surmenage, au temps, à une blessure, et pas du tout au vieillissement. Des problèmes dont ils avaient souffert longtemps, et qu'une autre personne bien intentionnée avait attribué au vieillissement, se sont réglés. Peut-être est-il encore plus révélateur de constater que leur sensation de bien-être, de vitalité, de confiance en eux, leur revient dès qu'ils sont libérés du concept de «vieillir».

Tout comme un médecin peut aider ses patients à recouvrer la santé et les y encourager en séparant bien les symptômes décrits et l'âge du sujet, de la même manière, dissocier les symptômes et la maladie désignée par son nom, aide aussi à retrouver la santé.

Le fait de dire «j'ai mal à l'épaule» constate un fait, cela décrit l'ici-et-maintenant et n'a pas d'autres implications. Le fait de dire «j'ai mal à mon arthrose» augmente le pouvoir de la maladie, incrustant plus profondément dans l'esprit du patient l'idée que l'arthrose fait partie de lui-même, presque de la même façon que tel bras est son bras ou telle jambe est sa jambe. Même quand la maladie désignée par son nom est bel et bien la cause d'inconfort, il est plus sain de ne faire que décrire les symptômes, de se contenter de dire que l'on a mal au bras.

QUELQUES AFFIRMATIONS

Des images, des buts, des idées ancrés dans notre esprit ont tendance à devenir des prophéties qui se réalisent. Le corps accepte, à la lettre, de telles affirmations ou images mentales comme des vérités, et il fonctionne ensuite de manière à en rendre compte en tant que réalités.

Des affirmations telles que «De jour en jour et de toute manière je vais de mieux en mieux» ou «je me considère comme tout à fait sain et productif» ou bien «aujourd'hui est aujourd'hui et je suis heureux que ce soit aujourd'hui», utilisées de manière créative, établissent des programmes inconscients qui conduisent l'individu à avoir un vie plus pleine, plus active et plus créative.

J'ai de nombreux patients qui assurent verbalement leur bonne santé en répétant à haute voix chaque matin les affirmations qui font partie de leur façon de préparer leur journée. Le fait de les répéter à voix haute plusieurs fois, augmente considérablement leur efficacité. Le fait d'écouter réellement et d'entendre le message, implique une autre partie de notre esprit si bien qu'il s'y inscrit plus profondément. «Entendre» véritablement le message peut demander jusqu'à 5, 10 répétitions ou plus.

CRÉER UNE APPROCHE EN VUE DE LA GUÉRISON

Le dernier champ de discussion porte sur l'importance d'assurer une approche claire, non déformée du monde des professionnels de la santé. Trop de praticiens de médecine «naturelle» font l'objet d'un conditionnement négatif à l'égard de systèmes curatifs différents du leur. Ce conditionnement nuisible est, en partie, dû à des enseignements dispensés ouvertement, durant la période de formation. Il est en partie dû également au fait que chacun d'entre nous attire de nouveaux patients issus de ce groupe constitué de gens dont le traitement actuel ne les satisfait pas, ou bien, qui sont passés par toute une gamme de thérapies et ne sont pas mieux. Cet échantillonnage choisi de personnes insatisfaites n'est pas représentatif de la population dans son ensemble. Si à longueur de jour, un praticien voit des gens, qui, par exemple, affirment que tel système de soins particulier ne les a pas aidés, ou bien leur a, en réalité, porté préjudice, ce praticien peut facilement en venir à appréhender un tel système comme inadéquat ou même destructeur. Se rappeler que l'échantillon offert par les patients n'est pas représentatif des gens dans leur ensemble, cela aide le praticien à ne pas se faire d'opinion injustifiées, basées sur un échantillon non objectif.

D'autres dans la profession constatent nos échecs, tout comme nous constatons les leurs. Se juger les uns les autres à partir de clients insatisfaits tend à aliéner et faire éclater les professions de santé, nous rendant critiques les uns des autres et peu occupés à faire naître respect et harmonie au sein du monde des soignants. En observant un échantillon plus large d'individus, ou peut être en consacrant du temps à observer d'autres types de pratiques, à considérer leur approche, et leurs résultats, à entendre les commentaires de leurs patients satisfaits, nous aurons alors un point de vue plus juste sur les autres professionnels.

Le corps médical et le monde de la médecine naturelle ont des approches de la santé et de la maladie qui sont différentes. Pour l'un, la maladie est généralement considérée comme un événement; une fois la maladie terminée, il n'y a plus de problème. Dans ce cas, on n'imagine pas le « processus de guérison » en lui-même. Dans le cadre de la guérison naturelle, on envisage la maladie comme faisant partie d'un processus plus vaste, dans la vie de la personne dont il est question. On considère que la maladie a un long préambule et un épilogue, et qu'elle a une évolution qui lui est propre, au cours de sa disparition progressive (Loi de la guérison de Herring). Selon que l'on se place de l'un ou l'autre des deux points de vue en question, on pourra par conséquent interpréter les symptômes de deux manières radicalement différentes. Pour un membre d'une des écoles de guérison naturelle, une éruption cutanée qui se manifeste chez un patient asthmatique allant mieux a des chances d'être prise pour une crise de guérison prouvant que la personne est en bonne voie et que l'on ne devrait pas lui appliquer de traitement. Le même éruption aux yeux d'un membre du corps médical a toute chance de passer pour un symptôme de maladie, ou pour une complication dans le traitement et, en tant que pathologie, on lui appliquera un traitement.

De la même manière, on considère, en médecine occidentale, que certaines affections durent toute la vie et nécessitent une médication ininterrompue. Quelqu'un dont on a diagnostiqué qu'il souffrait d'hypertension essentielle est mis sous médicament en présumant que cette affection sera permanente. Dans le cadre de l'un des systèmes de guérison naturelle on peut considérer cela comme la projection d'une tension sous-jacente ou d'un déséquilibre énergétique dans la vie actuelle du sujet et imaginer ce même sujet comme ayant une pression artérielle normale à une date ultérieure.

VOIR LA GUÉRISON

Le Dr Yeshi Donden, médecin tibétain de renom, a dit aux membres de la conférence d'acupuncture traditionnelle (Washington, D.C. 1984) que l'on devrait devenir un centre de lumière, avant de devenir praticien en médecine naturelle. Il a défini ces «lumières» comme l'incarnation de 4 traits distinctifs : l'amour, la compassion, la joie et l'impartialité. Il met ensuite en évidence l'immense différence qui existe entre l'attitude du malade et celle du thérapeute : «L'univers qui règne dans l'imagination et la perception du thérapeute est différent de celui du patient, où tout n'est que désespoir et impossibilité ; l'univers du thérapeute est fait de potentialité, de possibilité».

Le professeur Jack Worsley enseigne aux acupuncteurs comment voir assez profondément en quelqu'un pour saisir la santé, l'essence, et le potentiel de santé complet, de cette personne ; «voir poindre la lumière» est une des composantes de la guérison.

Si nous commençons la thérapie d'un patient avec cette vision de potentialité et de possibilité, et que nous venions la perdre au cours du traitement, notre efficacité curative sur cette personne en sera réduite de manière importante. Si nous ne parvenons pas à nous réapproprier cette vision positive, à réintégrer «l'univers de potentialité et de possibilité», il est temps alors d'orienter le patient vers un autre praticien. Pour être fidèles à l'essence du serment d'Hippocrate, et pour justifier notre accès à un pouvoir en tant que praticiens de santé, nous sommes chargés de préserver la vision que nous avons du bien-être et de la santé d'un autre, jusqu'à ce qu'il accède également lui même à cette vision.

6
PASSERELLES DE SPÉCULATIONS

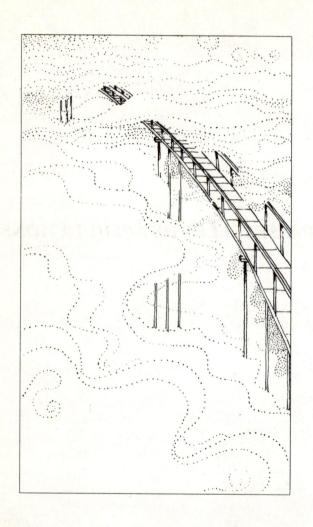

« La frontière croissante de la connaissance se trouve quelque part entre la réalité et la fiction »

Les idées dans ce chapitre sur la physiologie de l'énergie ne sont pas des faits ni de la fiction. Ils sont plutôt des spéculations sur les mécanismes qui favorisent l'homéostasie ou équilibrent les relations entre l'énergie et le corps physique.

Dans son livre « La Science de l'homéopathie », Georges Vithoulkas établit :

« La force vitale de l'organisme humain, en terme de vibration électrodynamique... implique un formidable degré de complexité. La vibration résultant d'un organisme si complexe est... hautement compliqué, se modifiant d'un moment à l'autre, non seulement en fréquence, mais encore en régularité de vibration aussi bien qu'en amplitude. La niveau de la force vitale de l'organisme humain est considérée comme "le plan dynamique" atteignant tous les niveaux de l'être en même temps... Il existe des lois et des principes gouvernant à la fois les influences morbides et thérapeutiques de ce système. »

ÉNERGIE ET MOUVEMENT

Il est fondamental pour ces lois et principes de comprendre que le mouvement est une caractéristique propre de l'énergie. Le mouvement se manifeste de nombreuses façons. Les vibrations des particules subatomiques de l'individu, les mouvements coordonnés des courants de systèmes organiques et les glissements dans les relations d'un système à l'autre.

Le mouvement dans le corps subtil est stimulé et nourri de nombreuses façons. Il est stimulé au niveau mécanique par le mouvement physique, le mouvement respiratoire, les battements cardiaques, les mouvements péristaltiques dans les intestins et le mouvement du sang, de la lymphe et des autres fluides du corps. Il est aussi stimulé par la création de champs de force de friction causés par l'interface de substances mobiles (sang coulant dans les vaisseaux, notre corps se déplaçant dans l'air, etc.). Au niveau électromagnétique, le corps subtil est influencé par les billions d'impulsions électriques de notre système nerveux. L'énergie est aussi directement apportée au corps subtil par la lumière du soleil, les réactions métaboliques et respiratoires du corps, les apports vibratoires de nos cinq sens, par les nombreux chakras, les points d'acupuncture-antennes, et la fonction paratonnerre du corps.

Comme les corps physique et subtil sont sans arrêt en résonance, les vibrations du champ de notre esprit (nos pensées, processus mentaux, émotions et visualisations) affectent les structures moléculaires du corps. Cette interaction aide à comprendre la puissance et l'efficacité de la méditation, la visualisation et à soutenir les principes fondamentaux de maladie et de guérison. Dans « À travers une médecine future basée sur les champs énergétiques contrôlés », William Tiller lie la loi de Wolf (sur les structures osseuses) au domaine de notre esprit :

« Il est utile de rappeler la loi de Wollf sur la structure osseuse : Si un de nos os reçoit un stress non uniforme pendant une période prolongée, les trabécules osseux (type de poutre osseuse) vont naître à l'endroit exact nécessitant de supporter cette répartition de stress, la contrariété physique probablement associé au champ électrostatique du système produit des changements, et ces changements amèneront les ions et les molécules à être transportés dans des endroits spécifiques. En extrapolant cette idée, nous pouvons penser que des modèles venant du champ de l'esprit peuvent agir comme un stress influençant la zone limite du potentiel magnétochimique des molécules ».

Les mouvements et les vibrations du corps subtil sont de plus influencés par des facteurs existant en dehors du corps. De tels facteurs incluent la température et le degré d'humidité, les horloges biologiques (moment de la journée, saison de l'année) et les événements cosmiques. Il y a beaucoup d'échanges entre le cosmos et la planète terre, tel que l'attirance gravitationnelle exercée par la lune sur tous les niveaux d'eau. De nouvelles influences telles que les effets des « tâches solaires » sur le comportement, ou le manque de lumière solaire provoquant des dépressions, apparaissent continuellement. Une expérience intéressante fut tentée pour expliquer l'influence de la lumière solaire sur l'eau. Pour Theodore Schwenk, l'expérience consistait à agiter des récipients d'eau exposés au soleil, à différentes périodes d'une éclipse solaire. Les résultats furent significatifs, même profonds, quant aux implications sur l'impression des vibrations sur nos corps subtils. Dans cette expérience, un nombre de récipients d'eau identiques furent exposés au soleil avant une éclipse solaire. Pendant l'éclipse, toutes les quinze minutes, un récipient différent était agité. A la fin de l'éclipse solaire, des graines furent placées dans chaque récipient et leur croissance fut portée sur un tableau. Un graphique du taux de croissance montra une germination décroissante des graines dans l'eau agitée au moment du milieu de l'éclipse. La germination augmenta à la fin de l'eclipse. Les variables significatives furent l'agitation de l'eau et la période de l'éclipse. Théodore Schwenck utilise l'expérience pour démontrer l'impressionnabilité de l'eau et de la lumière solaire. Je me suis souvent demandé dans ma pratique médicale si des vibrations agitées dans le corps subtil d'une personne pouvaient aussi les rendre plus impressionnables. Comme je l'ai déjà souligné, 2 blessures apparemment similaires souvent répondent de façon totalement différentes en thérapie. Une variable semble être le niveau de stress (c'est-à-dire agitation vibratoire) de la personne au moment de l'accident.

RELATIONS HOMÉOSTATIQUES

Bien que le nombre d'éléments influençant notre vibration soit important, cela peut nous aider de spéculer sur quelques notions précises. En accord avec la médecine chinoise traditionnelle, au moment de notre conception, nous recevons une quanta d'énergie Chi, qui est nourrie tout au long de notre vie par le Chi venant de la nourriture que nous ingérons et de l'air que nous respirons.

Les relations de ces deux sources de Chi nourrissantes entre elles et avec l'énergie ancestrale, sont très complexes de même que les processus métaboliques liant les matériaux oxygène et alimentation dans la physiologie humaine. Ma compréhension médicale et énergétique m'a amené à affirmer qu'il existe une relation homéostatique simple entre le besoin de vibration venant de l'alimentation et le besoin de vibration venant de l'air, de même qu'il existe une relation directe entre nourriture que nous métabolisons et l'air (oxygène) que nous consumons. Il existe également une relation évidente entre la vibration de l'air et son oxygène. Le corps nécessite quatre éléments, ayant chacun des relations homéostatiques entre eux, chacun d'eux stimulant une réponse du corps.

RELATIONS HOMÉOSTATIQUES

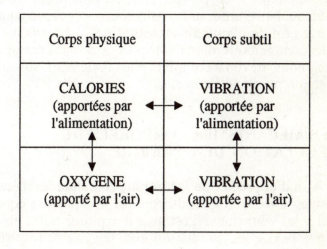

Celui de ces quatre apports qui est le plus urgent va donner une stimulation primaire aux systèmes gastro-intestinal et respiratoire du corps. Dans le corps physique, les niveaux de gaz du sang, plus particulièrement l'oxygène et le Co_2, vont équilibrer la respiration ; des facteurs tels que les contractions de l'estomac, les taux de sucre sanguins et la soif vont dicter le besoin de manger et boire.

Dans le corps énergétique, les besoins vibratoires du moment stimulent le mécanisme respiratoire. Le besoin du corps pour ces vibrations peut être plus rapidement rencontré à travers les vibrations des molécules de l'air. Les vibrations de soutien sous-jacentes sont apportées par les vibrations des molécules de la nourriture et des liquides. Cela affecte le corps plus lentement car ils doivent progresser à travers les systèmes gastro-intestinaux et métaboliques. Par contre, une fois assimilé dans le corps, leur effet est plus prolongé et soutenu. Nous utilisons les deux sources de façon équilibrée afin de maintenir les vibrations du corps bien que, comme nous allons voir plus tard, dans certains cas, nous devons compter plus fortement sur un système plus que l'autre.

LES MÉCANISMES CORPORELS DE RÉGULATION DE L'ÉNERGIE

Afin d'apprécier de façon plus complète les mécanismes homéostatiques du corps et sa capacité à équilibrer les vibrations, il est utile d'explorer notre anatomie physique. En relation avec le système respiratoire, le nasopharynx est d'une importance particulière. C'est la partie initiale du système respiratoire à travers lequel l'air doit passer dans sa progression dans le corps. A l'intérieur de chaque narine, il existe trois passages (supérieur, moyen, inférieur) créés par les replis muqueux appelés cornets.

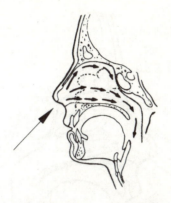

Le mouvement de l'air à l'intérieur du nez.

Selon le canal à travers lequel l'air circule, la direction exacte du mouvement de l'air depuis l'avant du visage jusqu'à l'arrière pharynx sera déterminée. L'air passant à travers le canal supérieur remonte et stimule l'odorat, puis change de direction, ou tourne pour descendre en coulant dans la trachée et les poumons. Au sommet de la cavité supérieure, se trouve la lame criblée, qui supporte l'organe de l'odorat et sépare la cavité nasale de la partie frontale du cerveau. A l'intérieur de la lame criblée elle-même, se trouve un certain nombre de petites cellules aérées. Sur la partie supérieure de la lame criblée se trouve une arête osseuse, sur laquelle s'attache une structure supportant le cerveau : la faux du cerveau. La lame criblée, de même que le nerf olfactif est stimulée par l'air passant à travers la cavité supérieure puis descend vers les poumons.

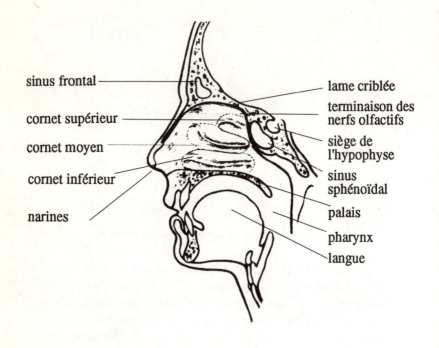

Vue latérale de l'intérieur du nez et ses structures adjacentes.

A l'intérieur du naso-pharynx, on trouve 4 principales cavités sinusales, les sinus frontaux, etmoïdaux, sphénoïdaux et maxillaires... Ils ont tous des ouvertures communicant avec les passages principaux du nez et sont doublés par une membrane muqueuse contiguë avec les parois du nez. Il existe un passage libre d'air et de fluides entre les sinus et les cornets. Quand l'air entre dans le nez, une partie rentre dans les sinus, les remplit puis quitte chaque sinus.

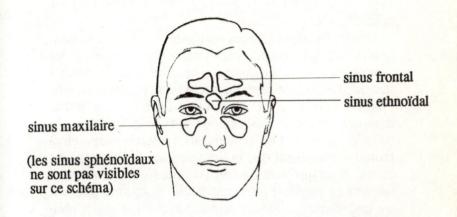

Les principales cavités des sinus.

Les frontières osseuses entre les sinus et les cellules de l'air sont très fines, et le mécanisme des sinus entier agit comme un résonateur et amplificateur pour les vibrations et les mouvements moléculaires de l'air contenu dans les cavités. Nous avons tous expérimenté une langueur et une apathie dans notre visage, associé à des rhumes ou des infections des sinus, quand les sinus sont congestionnés et que nous perdons les sensations vibratoires des os.

Les cavités sinusales sont remplies d'air; les résonances au niveau osseux et l'amplification des vibrations de cet air affecte les structures contiguës. Le sinus frontal occupe la région au-dessus et entre les sourcils où se trouve le 6e chakra ou « 3e œil ». Les cellules aériennes de l'ethmoïde et celles de la lame criblée jouxtent le cerveau. Les sinus sphénoïdaux et ses poches d'air sont reliées à la glande hypophyse, qui est suspendue dans une cavité creusée dans l'os sphénoïde et est entourée par les réserves d'air sphénoïdales.

Une partie des surfaces osseuses des sinus touchent le liquide céphalo-rachidien contenant le cerveau; les vibrations des sinus affectent directement ce fluide également. Le liquide céphalo-rachidien enrobe la moelle épinière comme le cerveau, et entoure sur une petite distance chacune des racines nerveuses quittant la moelle épinière. Des recherches au microscope électronique montrent que le tissu conjonctif du corps est creux. Bien que cela ne soit pas encore généralement accepté en physiologie occidentale, beaucoup pensent qu'une partie du liquide céphalo-rachidien quitte réellement le système nerveux central par ces tubes creux, se répand à travers tout le tissu conjonctif du corps, et revient dans la circulation liquidienne principale par l'intermédiaire du système lymphatique. Suivant ce point de vue, chaque vibration dans le liquide céphalo-rachidien pourrait être transmise à tout le corps par l'intermédiaire du réseau du tissu conjonctif. Les vibrations qui se tiennent dans les cavités sinusiennes peuvent aussi affecter les méridiens d'acupuncture du visage. Les sinus maxillaires se trouvent directement sur le méridien du gros intestin. Les sinus frontaux sont croisés par le méridien de la vessie et presque tous les méridiens profonds de la face sont reliés à l'une au moins des cavités des sinus. A travers ces méridiens, des vibrations peuvent être apportées directement dans le corps énergétique.

RYTHME RESPIRATOIRE

Une narine est généralement plus ouverte que l'autre. Pour la physiologie médicale occidentale, les deux narines devraient fonctionner de façon égale et une déviation de cet état n'est pas dans la norme. Certains croient cependant, que l'inégalité d'efficacité nasale est non seulement normale mais que, dans un corps bien équilibré, fonctionnant parfaitement il existe un rythme naturel de 3 à 4 heures pendant lequel nous respirons alternativement par une narine plus que par l'autre. Chaque narine peut avoir une capacité à conduire l'air plus ou moins importante suivant la congestion des cornets. Dans ma compréhension de la physiologie énergétique, la réduction de calibre des conduits a une importante fonction homéostatique.

TECHNIQUES RESPIRATOIRES DU YOGA

Une technique respiratoire bien connue en yoga est la respiration alternée. Assis tranquillement, bouchez la narine droite et respirez par la gauche. Fermez la narine gauche et soufflez par la droite, puis respirez par la droite et soufflez par la gauche. Continuez ce cycle dix fois. Dans son livre illustré complet de Yoga, Swami Vishnudevanda dit que cette méthode respiratoire calme une personne, équilibre et nettoie les voies de l'énergie profonde de chaque coté de la colonne vertébrale (*Ida et Pingala*), et harmonise les fonctions des cotés droit et gauche du cerveau (les lobes frontaux du cerveau sont juxtaposés à la face supérieure de la lame criblée).

LES TUBES DE VENTURI

La réduction du passage de l'air dans le nez crée un tube de Venturi. En physique un tube de Venturi est créé quand nous réduisons la taille d'une ouverture ou d'ouvertures à travers lesquelles un liquide ou un gaz coule, sans réduire le volume de substance passant à travers, dans le même laps de temps. Si la même quantité de liquide ou de gaz passe à travers un petit orifice, dans le même temps, elle doit se déplacer plus rapidement. Quand nous arrosons la jardin avec un tuyau et que nous plaçons notre pouce sur l'embout, nous réduisons la taille de l'ouverture sans réduire la quantité d'eau circulant. Ceci amène l'eau à passer à travers l'ouverture à une plus grande vitesse (high velocity) ; ceci étant vérifié par le fait que l'eau est projetée plus loin.

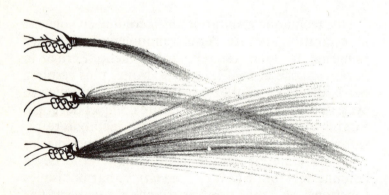

-Tube de venturi : la même quantité de liquide ou de gaz traverse une ouverture plus petite pendant la même période de temps.

Plus l'ouverture est petite, plus loin l'eau est projetée. Cette eau ayant une vitesse plus importante, a une vibration moléculaire plus rapide. Ce sont ces effets de tube de Venturi qui nous intéressent particulièrement.

SPÉCULATIONS A PROPOS DE LA RESPIRATION ET DE LA VIBRATION MOLÉCULAIRE

A l'examen clinique, un des premiers signes de déficience vibratoire est une congestion nasale légère, souvent inaperçue. Les cornets s'engorgent légèrement de sang, restreignant l'un ou l'autre des passages, et créent un tube de Venturi. Les muscles respiratoires ont besoin d'augmenter leur travail afin d'apporter de l'air à travers le passage plus étroit, de la même façon que le pouce doit presser plus fort l'embout du tuyau d'arrosage afin de projeter l'eau. Suivant le principe de conservation de l'énergie, la vitesse et la vibration supplémentaire de l'air et de l'eau viennent du travail complémentaire des muscles respiratoires et du pouce. L'air se déplace à une plus grande vitesse et le mouvement moléculaire est augmenté : il est «énergétisé». A ce moment-là la vibration générale de tout le corps est augmentée. La perte du corps énergétique est ainsi compensée, les cornets décongestionnés et les passages nasaux ouverts. Le mécanisme de tube de Venturi subtil agit comme un «thermostat» vibratoire. La taille du passage nasal s'adapte aux «besoins vibratoires» et en relation avec est une des premières réponses du corps à la conservation de l'homéostasie vibratoire moléculaire à l'intérieur du corps énergétique.

Si la congestion légère des cornets ne suffit pas à compenser le besoin vibratoire, une congestion supplémentaire va se développer. Il existe une limite à cela, bien évidemment, car si les cornets sont trop congestionnés, le nez sera complètement fermé. Ainsi, si le phénomène de « nez bouché » n'est pas suffisant pour remplir les vibrations de notre corps, ou si le corps physique a besoin d'un supplément d'oxygène, un réflexe de bâillement peut se développer. Le bâillement crée un tube de Venturi plus important que celui du nez. Un volume d'air beaucoup plus important, avec une vitesse accrue, entre dans le corps à travers l'orifice rétréci du pharynx, apportant à la fois plus d'oxygène et de vibration moléculaire. Même si nous associons le bâillement à la fatigue, la première réponse au bâillement est de se sentir plutôt plus énergétisé, ce qui nous incite à nous réveiller.

Si nous souhaitons « capter des vibrations » en un instant, nous pouvons renifler rapidement. Nous créons alors un effet de tube de Venturi, non pas en bouchant une narine mais en augmentant la quantité d'air passant par le même orifice. Le reniflement doit être suffisamment fort pour être entendu. Immédiatement après un, deux ou trois reniflements, on sent souvent un picotement ou un frisson traverser tout le corps, signifiant l'augmentation de vibration dans le corps subtil. Une pause respiratoire peut suivre le reniflement, avant l'inhalation suivante, car les besoins vibratoires ont été momentanément comblés par la vitesse accrue de l'air, réduisant le stimulus activant la respiratoire suivante.

Un « détail » de la physiologie nasale concerne les tissus érectiles du nez. Quand survient une excitation sexuelle, ce n'est pas seulement les zones génitales qui sont excitées, mais aussi les cornets qui s'engorgent de sang. L'engorgement nasal crée un tube de Venturi, augmentant la vibration dans le corps énergétique à un moment où il est nécessaire d'équilibrer l'excitation de l'individu. C'est un autre mécanisme pour maintenir l'homéostasie.

SPÉCULATIONS A PROPOS DE LA NOURRITURE ET DE LA VIBRATION MOLÉCULAIRE

La vibration que la nourriture apporte est différente de celle apportée par la respiration. La vibration contenue dans la nourriture est plus variée et complexe que la vibration transmise par l'air et nécessite une période plus longue pour devenir utilisable par le corps subtil, car la nourriture doit être digérée, absorbée et métabolisée. La libération de la vibration alimentaire s'effectue par paliers, dure un laps de temps plus long, et apporte une base complexe stable au corps subtil. Nos besoins de vibration les plus immédiats et spontanés sont contrôlés et apportés par le processus respiratoire, nos besoins vibratoires de base sont apportés par l'alimentation.

Malgré la différence de base entre l'air et la nourriture en terme de fonction vibratoire et de complexité, il existe une relation homéostatique entre eux qui permet à l'un de servir de système de «soutien» pour l'autre. Pour des périodes brèves, si nécessaire, les besoins vibratoires spontanés peuvent être apportés par l'alimentation, de même que pour des courtes périodes, cette vibration de soutien peut être apportée par l'air. Si, malgré tout, nous dépendons trop longtemps des capacités de réserve d'un système, cela affecte notre stabilité, notre vivacité et la physiologie du corps.

Le taux vibratoire varie d'un aliment à l'autre et

varie avec le mode de préparation. D'une façon générale, plus la nourriture est traitée et raffinée, plus la vibration est dénaturée par rapport à la forme originale. La valeur calorique peut ne pas être affectée, et ainsi combler les besoins du corps physique, mais la qualité vibratoire peut être modifiée suffisamment pour affecter la vibration du corps subtil.

Supposons qu'une personne se nourrisse principalement d'aliments qui ne fournissent pas la totalité des composants vibratoires nécessaires au corps subtil. Progressivement l'énergie de soutien du corps est diminuée, ce qui se reflète comme base et finalement comme une réponse remaniée au stress. Le corps alors a recours de plus en plus au système de soutien de la respiration pour compenser la vibration manquante.

Comme la respiration est une composante très changeante, la nature des vibrations de l'air est intrinsèquement moins stable que les vibrations de la nourriture et, comme ces vibrations remplissent les besoins de vibration de soutien, une qualité d'instabilité, d'hésitation et de déséquilibre est introduite dans les champs vibratoires de soutien, déjà compromis.

HAUTES CALORIES ET BASSES VIBRATIONS : NOUVELLES PERSPECTIVES POUR LE SUGAR BLUES

Les besoins caloriques du corps peuvent être satisfaits par une alimentation à base de sucres industriels même si les besoins vibratoires sous jacents ne le sont pas. La personne reçoit un double message : d'une part, les besoins du corps sont comblés, de l'autre non. Son expérience est alors qu'une grande fatigue et une dépression (résultant de vibrations incomplètes) sont soulagés par une nourriture qui est rapidement métabolisée. L'énergie libérée par la transformation du haut sucre sanguin élimine les sensations dépressives, mais ces nourritures n'ont pas la vibration nécessaire pour soutenir le corps subtil. Quand les «hautes» calories sont dissipées, la dépression et la fatigue des basses vibrations reviennent encore. Avec le retour des symptômes, les aliments métabolisés plus rapidement (sucres simples) sont consumés, et nous retrouvons le cycle de «hautes calories» et «basses vibrations». Plus importants sont ces va et vient, plus la disparité entre les besoins métaboliques et vibratoires augmentent, et plus les mécanismes homéostatiques «disjonctent». Avec une mauvaise interprétation des messages du corps, la personne a adopté des habitudes alimentaires qui aggravent le problème au lieu de le résoudre.

Plus cela dure, plus les réactions deviennent aberrantes, amenant à des problèmes physiologiques et psychologiques graves.

L'ÉTAT D'EXPANSION

Dans notre activité journalière normale, la nourriture est la première source de vibration de soutien dans le corps énergétique. Cependant, à certains moments, nous nous «expansons» au point de «vivre sur nos réserves nerveuses», ou la respiration domine comme première source de vibration de soutien. Souvent ces moments correspondent à une satisfaction émotionnelle. Les émotions affectent certainement les vibrations du corps, mais elles n'augmentent pas l'énergie interne ou externe globale du corps. Si le corps a besoin d'autres vibrations pour parer à une émotion, beaucoup de choses peuvent se passer, y compris l'augmentation de la nourriture ingérée (repas nerveux) ou une respiration accélérée (hyperventilation).

Quand « nous vivons sur nos réserves nerveuses », ou sur un « sommet émotionnel » il est usuel de moins manger. Quand cette situation se maintient, le besoin de sommeil diminue, et la charge émotionnelle croissante souvent produit des sensations de « sommet énergétique », d'euphorie, de bien-être, d'espoir et d'optimisme ; l'état d'expansion.

Pendant une telle élévation, l'effet de nourriture hautement dénaturée peut être très visible. Ceci est spécialement vrai si l'état d'expansion s'est poursuivi pendant un certain temps, le corps physique étant vidé par le manque de sommeil, de nourriture, faisant que la personne « se désagrège » malgré la sensation de bien-être.

Ma première approche de cette dynamique vint alors que j'étais dans un état d'élévation émotionnel, pendant un stage de quatre jours. Je me sentais euphorique et j'étais ravi d'aller manger mon premier vrai repas depuis longtemps. Tout allait bien jusqu'à ce qu'une glace soit servie. Après deux cuillères, je commençais à m'effondrer. En une minute ou deux, j'étais incapable de garder mes yeux ouverts afin de me concentrer sur la conversation, ou même de m'asseoir sur la chaise. J'étais tellement vidé de toute énergie que quelqu'un a dû me conduire à la maison.

Je mange d'habitude toute nourriture impunément, même des glaces. C'était une expérience inhabituelle pour moi. J'étais intrigué par cela et voulais comprendre le mécanisme sous-jacent. Le mois suivant, j'essayais de faire un effort de compréhension par rapport aux aliments que j'ingérais. Je découvrais que, dans les situations de tous les jours où je dors suffisamment et où je prends des repas bien équilibrés, les aliments raffinés, industrialisés ou le sucre simple ne sont pas des problèmes pour moi. Quand je vis sur les réserves nerveuses et dans un état vibratoire plus délicat, plus élevé, mon optimisme chute rapidement et je deviens dépressif si je mange cette nourriture là. Des mois après cette expérience, j'écoutais Swami Muktananda expliquer qu'il recommandait l'usage de sucre pour « faire redescendre » une femme qui était allée trop loin dans un état d'expansion pendant une méditation intensive.

LE JEÛNE

Un état de bien-être peut être créé aussi bien que diminué par la nourriture. Considérons le jeûne. Pendant une monodiète aux légumes, fruits ou une diète hydrique, on observe une progression typique qui concerne le corps, l'esprit et les émotions. La période de jeûne positive qui peut aller de un à sept jours ou plus, est précédée de quelques jours de réduction progressive de la complexité alimentaire habituelle. Quand le jeûne est complet, quelques jours sont nécessaires pour réintroduire des aliments complexes.

Pendant le jeûne lui-même, surtout si c'est la première ou la seconde fois, une personne peut sentir une certaine toxicité pendant un moment, souvent autour du deuxième jour. Physiquement, ce vont être des maux de dos, maux de tête, une urine forte, des odeurs corporelles, un changement intestinal, et une langue « chargée ». Émotionnellement, ce vont être une tendance dépressive, de l'irritation, de la colère, de la tristesse ou une « mentalité ombrageuse ». Quand ce moment est passé, des sensations de clarté mentale et physique, de lumière, de sensitivité et de conscience élevée, se joignent à des sentiments d'être «bien» et «un tout». Il est très intéressant de noter, que la faim elle-même est rarement un problème pendant le jeûne. Un critère qui détermine la fin d'un jeûne est le retour de la sensation de faim; un autre critère est lorsque la langue n'est plus «chargée».

Le jeûne a un effet de nettoyage sur le corps physique, comme le prouve la période toxique du début, et sur le corps subtil comme le met en évidence les changements émotionnels. Sur les deux niveaux, le résultat final est la sensation d'expansion du bien-être.

INTERACTIONS COMPLEXES DES SOURCES D'ÉNERGIE

Les relations de la nourriture avec la vibration du corps implique certaines interactions. Un élément majeur est le type de nourriture ingérée, comment elle est traitée et préparée. D'autres éléments sont le mental de la personne, l'état émotionnel au moment de consommer, l'état du corps physique et du corps subtil, la source de nourriture vibratoire, et l'état de conscience.

De même que la respiration peut être le support vibratoire de soutien pour l'alimentation, ainsi l'alimentation peut être la réserve de soutien de la respiration. Si le mécanisme respiratoire normal est interrompu à cause d'une infection nasale chronique ou d'une sinusite et si le mécanisme de Venturi est perturbé, le système de support du réservoir alimentaire peut être activé. La vibration alimentaire associée à la vibration de l'air entre en jeu pour équilibrer nos besoins vibratoires émotionnels du moment. Plus une personne compte sur la nourriture pour équilibrer les vibrations émotionnelles, plus elle est vulnérable quant à la qualité de la nourriture ingérée. Une alimentation de bas niveau vibratoire peut causer une légère dépression chez une personne ayant un simple problème nasal, mais ne pas affecter la personne qui est en bonne santé. Une situation plus complexe se présente chez la personne qui se nourrit avec une alimentation vibratoirement pauvre et qui souffre de problèmes de sinus chroniques.

Une infection des sinus rend inefficace les divers mécanismes qui transfèrent la vibration de l'air de la cavité nasale dans le corps (effet de tube de Venturi, cavités des sinus, lame criblée, liquide céphalorachidien etc.). A cause de cette infection, le pharynx nasal est incapable de ravitailler le corps avec une partie de la vibration venant d'habitude de l'air. Le corps va se tourner vers la vibration alimentaire en compensation. Chez une personne en bonne santé, ceci va diminuer le fardeau du système naso-pharyngé et le système homéostatique va compenser jusqu'à ce que l'infection soit nettoyée. Cependant, si une personne est habituée à se nourrir d'aliments pauvres en vibrations et ainsi, s'appuie déjà, en quelque sorte sur la vibration de l'air pour apporter la vibration de soutien, la vibration alimentaire ne peut pas compenser la carence du nasopharynx. Les deux systèmes se vident. De plus les cornets nasaux sont plus congestionnés et le nez se bouche encore plus, augmentant l'effort de tube de Venturi nécessaire. Maintenant, au lieu d'énergétiser l'air, ceci renforce l'infection des sinus, augmentant encore la dépendance vis à vis de l'alimentation, l'activité compensatrice doit devenir chronique et la personne devient « sensible à l'alimentation ». Voilà en fait le résultat final de la rupture des relations compensatrice entre le nez et le canal respiratoire.

En plus de quelques remèdes spécifiques, une prise en charge personnelle à long terme inclue de recharger à la fois les systèmes respiratoires et alimentaires et de renforcer leurs relations compensatrices. Le système respiratoire peut être partiellement rechargé en introduisant des exercices doux d'aérobie ; l'appareil alimentaire étant aidé en augmentant la qualité de la nourriture ingérée. La nourriture responsable du nez bouché est une « vraie » nourriture allergique ou une nourriture qui déclenche la congestion nasale compensatrice sous forme de tube de Venturi.

DÉCONGESTIONNANTS NASAUX ET ANTIHISTAMINIQUES

L'effet des décongestionnants nasaux est intéressant. Une partie de la congestion du nez et des sinus peut être dûe à une pathologie (trauma, infection etc.), une partie peut être dûe aux réactions compensatrices du corps (mécanisme de tube de Venturi) et une autre partie au cycle respiratoire normal du nez. Si l'utilisation d'antihistaminiques ou de gouttes nasales apporte un soulagement immédiat et important à la condition physique de la personne, le médicament compense probablement les symptômes. Cependant, si l'amélioration est observée pendant quelques heures après la prise du médicament, suivie par une fatigue ou un retour de la congestion soulagée à nouveau seulement par la prise du médicament, il se crée alors une dépendance par rapport au médicament empêchant l'évolution naturelle du corps.

Il est important de faire la différence entre une obstruction nasale homéostatique et une obstruction nasale pathologique. Les implications thérapeutiques sont totalement différentes. Certains histaminiques sont connus pour leurs effets secondaires, tels que dépression ou somnolence. S'ils sont utilisés pour libérer une congestion nasale homéostatique, les « effets secondaires » peuvent représenter la « décompensation » des efforts que fait le corps pour créer un équilibre. Dans cette optique, ils ne sont pas réellement des effets secondaires du médicament lui-même. En évaluant un ensemble de symptômes, on doit discerner si ils représentent une pathologie, un problème iatrogène, une « crise » de guérison (en accord avec la loi de guérison de Herring), une réaction compensatrice du corps répondant à un autre besoin, ou simplement une réponse appropriée du corps à un stimulus spécifique.

LES COMPENSATIONS DU CORPS

Quand se présente une déficience vibratoire ou énergétique chronique, le corps cherche à limiter la perte. Chaque système du corps réduit sa fonction. Le résultat peut être : respiration superficielle, constipation, urines peu abondantes et peu fréquentes, vésicule paresseuse, peau sèche, extrémités froides, transpiration réduite, flux menstruel diminué, etc. Au niveau du comportement, nous pouvoir voir de la léthargie, fatigue, une libido ralentie, et un hypofonctionnement général.

Si il y a un excès d'énergie ou de vibration dans le corps, il peut être dissipé par des fonctions corporelles augmentées. De là transpiration, éternuement, toux, diarrhée, nez qui coule, urines fréquentes, éruptions cutanées, ou des règles abondantes peuvent se présenter. Au niveau comportemental, l'excès peut être dissipé à travers rire, pleurs, bavardages, agitation et des hyperfonctionnements de toutes sortes.

A tous les niveaux, le corps est continuellement engagé dans des activités tendant à l'équilibre et l'homéostasie. Des vérifications et des équilibres existent à l'intérieur de chaque système, aussi bien qu'entre les systèmes, et beaucoup de réponses compensatoires ou homéostatiques se traduisent par un changement fonctionnel dans le corps.

L'HOMÉOSTASIE ROMPUE

Le public américain est conditionné et regarde chaque changement dans les fonctions du corps comme anormales. On nous dit de regarder chaque nez bouché ou chaque cas de diarrhée ou de constipation comme un état qui doit être traité ou mis sous médicament. Ce n'est pas une information tout à fait incorrecte mais potentiellement nuisible. Donner des médicaments de façon routinière, à chaque symptôme peut en fait interférer avec les vrais mécanismes que la nature a mis en mouvement pour nous garder bien. Traiter constamment ces «symptômes» va déstabiliser les mécanismes délicats de l'homéostasie dans le corps, entraînant une diminution de la résistance et un appauvrissement de la santé à tous les niveaux. Ce qui est également important, en croyant que ces «symptômes» représentent la maladie, une vision interne est créée, chaque changement dans le fonctionnement du corps est une maladie. Ceci suggère à l'inconscient d'une personne en bonne santé qu'il ou elle est malade et ces représentations et suggestions mentales peuvent mettre en mouvement des cycles de prévisions de maladies qui s'accomplissent à son encontre.

Le système gastro intestinal (estomac, intestin grêle, et colon) et le système respiratoire (nasopharynx et poumons) bien que se trouvant littéralement à l'intérieur du corps, représente des passerelles entre le monde extérieur et notre travail intérieur. Tant qu'une substance ou un gaz n'a pas traversé une membrane intestinale ou respiratoire, il n'est pas «vraiment» «à l'intérieur» du corps. Des symptômes qui apparaissent dans ces systèmes, surtout au tout début d'une maladie, peuvent être des tentatives du corps pour se débarrasser lui-même de matériaux pouvant être la cause de maladie, avant leur absorption par le corps. De là, toux, vomissement, et diarrhées sont à la disposition de la bonne santé de l'individu.

Souvenez-vous que, en plus des forces physiques, des vibrations en excès ou en défaut à l'intérieur du corps subtil, peuvent affecter les fonctions de chaque organe ou système dans leur effort pour libérer ou maintenir de l'énergie. Ces changements de fonction compensatrices ne devraient pas être regardés de l'intérieur ou en dehors comme des maladies, et les changements fonctionnels ne devraient pas être supprimés ou dénaturés. Cherchez la cause profonde du déséquilibre et les «symptômes» vont disparaître. La philosophie consistant à supprimer les symptômes sans chercher et évaluer la dynamique sous jacente est contraire à la bonne santé et au sens commun.

NIVEAUX DE MALADIE

En médecine naturelle nous parlons de la «profondeur» de la maladie ou du déséquilibre, en terme de niveaux. L'hypothèse homéopathique affirme que la maladie se produit à l'intérieur de niveaux ou de stratum énergétiques et qu'il existe des entités de maladies particulières qui sont caractéristiques de chaque niveau. Un stimulus très fort, sous la forme d'une maladie ou d'une action thérapeutique, peut provoquer un glissement vibratoire quantique dans le corps d'une strate énergétique à l'autre. A ce nouveau niveau, on trouve encore diverses possibilités, mais qui seront différentes du groupe de maladies appartenant au stratum que la personne vient de quitter. Évidemment, une personne peut se déplacer vers un niveau plus proche de la santé ou s'enfonce plus profondément dans la maladie, suivant le stimulus.

A l'intérieur de chaque niveau, nous pouvons absorber des chocs mineurs dans le corps physique et le corps énergétique sans modifier notre état de santé. Si notre résistance est basse ou le stimulus excessif, par contre, les défenses des corps physique et subtil vont être dépassées et les symptômes vont se développer à l'intérieur de ce niveau. Dans les situations plus extrêmes comme nous l'avons déjà noté, un glissement quantique de niveau se produit alors et des problèmes tout à fait différents prévalent.

Pendant mon internat, on apporta à l'hôpital une femme souffrant d'une crise d'asthme sévère. Des médicaments lui furent administrés afin de faire avorter la crise. Le lendemain matin, l'asthme avait complètement disparu mais elle faisait une crise de schizophrénie. Le choc provoqué par l'arrêt du symptôme physique avait poussé cette femme d'une strate pathologique à une autre, tout en lui sauvant la vie car elle était, la veille, dans un état critique.

LOI DE GUÉRISON DE HERRING

La maladie n'apparaît pas toujours ou ne disparaît pas de façon soudaine ; souvent un processus sous-jacent précède l'apparition des symptômes et accompagne leur disparition. Ce processus est considéré comme pure spéculation par les praticiens de la santé conservateurs, mais il est considéré, en homéopathie et dans les systèmes de guérison naturelle, comme un guide majeur pour soigner les patients.

Un homéopathe éminent, Dr Constantin Herring a résumé ce processus de guérison. Ce résumé est appelé « la Loi de Guérison de Herring » ; elle dit : Une personne guérit depuis le niveau profond vers le superficiel ; depuis les organes et les systèmes les « plus importants » jusqu'aux « moins importants » ; les symptômes anciens disparaissent dans l'ordre inverse de leur apparition ; et nous guérissons depuis le sommet du corps jusqu'aux pieds.

Soigner de la profondeur vers la superficie a deux ramifications. La première est l'apparition rigoureuse des symptômes profonds du corps devenant plus superficiels ; par exemple, une fièvre élevée qui se transforme en transpiration abondante. A l'inverse : un exemple de l'installation d'une maladie peut être un vent froid soufflant dans le cou qui entraîne un spasme musculaire profond du cou.

Le physique représente l'aspect le plus superficiel, l'esprit et les émotions sont plus profonds et le spirituel est le plus profond. Dans le processus de guérison, si une personne entrevoit une amélioration, son espoir est ranimé, ou une étincelle de vie s'allume, ce qui signifie que le niveau le plus profond a été touché et amélioré.

A partir de là, la guérison va remonter vers le

domaine du mental/émotionnel et finalement être manifesté dans le corps physique. Si, dans l'évolution du traitement, une personne se sent mieux physiquement mais est plus dépendant mentalement, cela signifie que le processus peut aller dans la mauvaise direction et que les conditions s'aggravent. Le diagnostic et le traitement ont besoin alors d'être réévalués, bien que la personne se sente mieux.

Pour comprendre le concept de guérison allant des organes ou systèmes les «plus importants» aux «moins importants» considérons ceci : la médecine traditionnelle chinoise considère la peau comme un troisième poumon, car il réalise une fonction similaire, en terme de respiration et d'excrétion. Si une personne est traitée pour de l'asthme et que pendant le traitement, l'asthme s'améliore mais qu'une éruption cutanée se présente, la personne expérimente une progression naturelle vers la guérison. L'organe majeur va mieux le premier (les poumons) et l'organe mineur (la peau) manifeste certains symptômes avant la guérison complète. L'éruption est une bonne nouvelle.

Il est acquis en médecine occidentale qu'un enfant qui a une dermatose atypique (essentielle) peut développer un asthme plus tard dans la vie. Le processus de guérison est l'inverse de cette évolution. Dans cette situation, on a besoin d'apprendre au patient les principes de guérison. Si le patient développe une éruption cutanée en guérissant son asthme, l'éruption représente un phénomène de guérison et, si cela est vrai, on doit le laisser évoluer. Traiter «l'éruption de guérison» avec un médicament supprimant les symptômes, tel que la cortisone, est l'antithèse absolue au processus naturel de guérison : supprimer cette éruption signifie bloquer la voie de la guérison.

Dans le processus de guérison naturelle, les symptômes anciens peuvent disparaître dans le sens inverse de leur apparition. En travaillant sur le système énergétique d'une personne, si nous voyons revenir des problèmes ou symptômes que le patient a déjà eu plus jeune, nous considérons ceci comme étant une partie du processus de guérison. Ces problèmes viennent d'empreintes laissées en profondeur dans le corps et ne doivent pas être supprimées.

J'ai vu une fois une femme cherchant de l'aide à propos de migraines. Dans son histoire, elle avait souffert d'asthme bronchique qui avait disparu avec l'adolescence. Avant de commencer un traitement par acupuncture, je lui avais expliqué les lois de guérison. La nuit suivant le premier traitement, elle eut une crise d'asthme, la première depuis plus de 20 ans. Comprenant que cette crise pouvait être liée aux lois de guérison, elle ne s'effraya pas et ne prit pas de traitement pour l'asthme, qui passa rapidement. Ce fut la seule manifestation asthmatique pendant tout le traitement d'acupuncture. Ses migraines disparurent.

En général, les symptômes venant de l'histoire passée ne durent pas longtemps, peut être de quelques heures à un jour ou deux. Il peut arriver cependant, avec un problème grave, que cela dure plus longtemps. Une femme souffrait d'un asthme si sévère qu'elle avait pris un traitement journalier de cortisone pendant 5 ans. Dans l'évolution de la récupération, elle développa un problème de peau généralisé qui dura deux ans. L'asthme s'améliora par la suite, elle put ne garder des traitements à la cortisone qu'intermittents.

Dans certains cas, un principe de la loi de Herring contrariera l'autre. La femme traitée pour des migraines qui développe une crise d'asthme peut avoir l'impression qu'elle va du superficiel (migraines) vers un problème plus profond dans le corps (asthme) ou qu'elle va d'un symptôme de migraines moins important à un symptôme de difficultés respiratoires plus importantes, ce qui serait aller dans la mauvaise direction. Cependant dans ce cas précis, le principe du retour des anciens symptômes supplanta les deux autres principes. Ceci fut justifié plus tard, quand l'asthme ne revint pas et que les céphalées disparurent.

La peau a une position double dans la Loi de Guérison. Elle représente l'aspect superficiel d'un système organique, les poumons, ainsi que l'aspect le plus superficiel de notre corps. Aussi, chaque éruption ou problème de peau qui se présente pendant un processus d'équilibrage énergétique ou de traitement naturel nécessite une attention spéciale. Il existe un corollaire à la loi de Herring : la guérison procède par amélioration des plans internes associé avec l'apparence d'une évacuation ou d'une éruption de la peau ou des membranes muqueuses.

Il est naïf et potentiellement dangereux, néanmoins de déclarer que tout symptôme apparaissant quand une personne est en traitement est un phénomène de guérison, ou que toute éruption cutanée est la Loi de Guérison. Il y a quelques années, je participais à une retraite de méditation, quand un jeune homme me dit qu'il était en train de passer par un processus de nettoyage interne grâce à la profondeur de la méditation.

Curieux, je lui demandais quel était ce processus de nettoyage. Il me dit que les problèmes profonds se déplaçaient vers la surface, qu'il avait une éruption cutanée. Examinant l'éruption, il était évident qu'il avait attrapé la gale. Je lui conseillais d'aller à l'infirmerie pour chercher des médicaments limitant l'expansion de l'infestation.

LA CRISE DE GUÉRISON

Le Professeur Worsley, dans son manuel d'acupuncture dit que personne ne peut être guéri d'un problème sans avoir une crise de guérison. Pendant le traitement de médecine énergétique, un patient peut développer «le pire mal de tête» ou la plus grave crise d'asthme, qu'il ou elle n'a jamais eu. Dans une crise de guérison, l'idéal serait de ne pas traiter le symptôme, ou plutôt de le laisser suivre son cours. Cependant, si la personne doit être assistée ou avoir un traitement, le but est d'aller de l'avant, à travers le problème et ne pas le supprimer ou éradiquer le symptôme en lui-même. Le problème devrait être compris dans son propre contexte pendant la crise de guérison.

La crise de guérison peut se manifester d'abord à n'importe quel niveau du corps, du mental ou du spirituel. Elle peut être vécue comme un symptôme physique, une explosion émotionnelle, un Gestalt soudain, un rêve ou un cauchemar, ou un sens révélateur de connaissance.

Quand un niveau est touché, tous les niveaux le sont. Dans certains cas, il existe une simultanéité entre le corps, le mental et le spirituel.

Je traitais un patient par acupuncture pour une diarrhée chronique. Il s'améliorait progressivement. Après la huitième consultation, il eu un accès de crampe et de diarrhée sévère et eut l'expérience d'une tristesse profonde lui rappelant un événement qu'il avait vécu alors qu'il avait 5 ans (la mort de son chien), malgré tout il savait intérieurement qu'il était bien. Ces trois incidents arrivèrent en 24 heures, puis la diarrhée guérit.

L'AUTONOMIE DE LA MALADIE

Une fois qu'une maladie ou un déséquilibre s'est établi dans le corps, il devient autonome. Même si le problème est contraire à une meilleure santé générale ou à l'équilibre de l'individu, le problème existe par lui-même et fait partie d'un processus plus important. L'art de l'Aïkido, un art martial profondément non violent, insiste «aidant avec amour votre adversaire à chuter sur le sol». Traitant avec une maladie ou un déséquilibre, nous pouvons reconnaître son existence indépendante et «amoureusement» l'aider à quitter le corps. Cette notion est plus en harmonie avec la guérison naturelle qu'avec «la notion héroïque» de «éradiquer» la maladie. Même dans les cas où on doit violemment déloger une maladie du corps, l'expérience m'a appris que garder un certain respect pour la maladie accélère le processus de guérison.

Des problèmes traités par des systèmes de guérison naturelle peuvent être plus longs à résoudre comparé à la réponse plus dramatique, immédiate aux drogues. Une telle comparaison, cependant, ne peut pas toujours être pertinente ou justifiée, car les variables ne sont pas les mêmes. La force de beaucoup de drogues — et c'est ce qui est mis en avant — tient dans la suppression ou la disparition du symptôme., dans l'orientation vers la guérison naturelle, l'emphase est mise sur la nature comme support et, sur les pouvoirs de récupération de son propre corps, contrôlant le processus de guérison. Il y a un équilibre et un interface entre la «santé» et la «maladie» et où l'autonomie de la maladie ou du déséquilibre installé les «poussent» à exister. Pendant un moment, le déséquilibre peut aller et venir pendant que le corps mobilise ses forces autour de la santé. Un signe de guérison est que le problème revient moins souvent, de façon moins sévère et pendant une durée moins longue. Même après une crise de guérison, du temps supplémentaire et de l'aide sont souvent nécessaires avant que la nature résolve le problème. Le but, c'est-à-dire avoir l'avantage sur la maladie et regagner la santé, est une évolution, non pas un événement, et comme tel demande du temps.

ATTITUDE DE GUÉRISON

Quand nous observons une personne évoluant vers la guérison en quelques semaines ou quelques mois, il est intéressant de voir ce processus à partir d'un point de vue neutre. Notre responsabilité n'est pas de guérir une autre personne. La guérison est faite par la nature et notre responsabilité est d'aider l'évolution avec le meilleur de notre art et de notre connaissance. En maintenant une attitude sans critique et sans jugement, nous nous maintenons en dehors des montagnes russes de l'exaltation ou de la dépression suivant qu'un patient «va mieux» ou «va moins bien». L'implication personnelle dans le processus de guérison d'un patient ne l'aide pas et peut de plus diminuer notre efficacité.

BAISSE DE PRESSION

Le dernier principe général à mentionner dans la physiologie du corps énergétique est que, quand une personne est dans un état de changement brusque, il ou elle est plus vulnérable à la maladie et plus enclin à avoir des accidents. Ceci s'appelle «la baisse de pression». Un exemple classique est celui d'une personne qui a souffert d'une longue période de stress émotionnel, peut être la longue maladie d'un proche parent, ou un divorce, et qui a traversé ces événements à peu près en bonne santé. Quand l'événement est terminé et que la pression est tombée, la personne tombe malade. Un changement marqué ou une pression modifiée provoque un glissement dans le corps. Pendant ces périodes de glissement et de rétablissement de l'homéostasie, une instabilité inhérente aux événements, avec une grande vulnérabilité envers la maladie et les accidents s'installe. Le corps peut se stabiliser autour d'un stress constant. Quand les niveaux de stress ont changé, on observe un manque de stabilité.

Savoir que toute baisse de pression existe, nous permet de nous préparer aux modifications de niveau de stress. En prenant particulièrement attention au repos, à une bonne alimentation, en évitant de nouveaux stress, et en utilisant la visualisation, la méditation et l'équilibrage énergétique pendant le changement d'un niveau de pression à un autre, on peut sortir de cette période sans être malade.

UNE NOUVELLE COMPRÉHENSION DE LA SANTÉ ET DE LA MALADIE

L'anatomie et la physiologie physique sont généralement reconnues, mais l'existence et la signification de l'énergie ou du corps subtil et son anatomie, sa physiologie et sa vibration ne sont pas largement appréciées. Connaissant son existence, les implications et conclusions que nous tirons des événements de nos vies de tous les jours et dans la mise en place thérapeutique sont assez différents de ceux qui étaient seulement basés sur la réalité physique. La maladie devient un mode d'évolution et non un événement isolé. Si on peut montrer à une personne comment un accident ou une maladie peut servir de professeur, l'accident ou la maladie peut à ce moment-là jouer un rôle dans l'évolution et la croissance de l'individu.

Les principes de la nature se manifestent à tous les niveaux, et en cherchant une interprétation plus profonde des éléments cachés d'un système, ces principes permettent l'expansion de nos choix. Une fois fusionnés, les systèmes de guérison de l'Est et de l'Ouest se complètent l'un l'autre, apportant un nouvel équilibre à notre vision de la santé humaine et de la guérison. La compréhension de l'équilibre naturel, des corps physiques et subtils apporte une nouvelle vision sur la possibilité de créer la santé en nous et autour de nous.

7
PASSERELLES VERS LE FUTUR

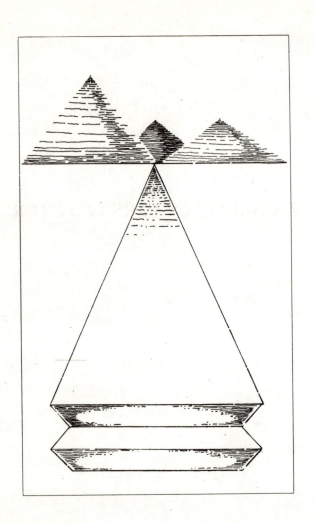

« C'est ce que nous élevons à l'intérieur de nous-même qui va grandir, voilà l'éternelle loi de la nature »
Goethe

Une des lois naturelles de la philosophie chinoise pose que, à tous les niveaux de la réalité, modèles et évolutions se retrouvent dans la nature. Le mouvement des planètes dans le ciel est similaire aux mouvements des électrons à l'intérieur des atomes. Ce qui est en haut est comme ce qui est en bas. Le macrocosme est réfléchi dans le microcosme.

Nous pouvons observer et faire l'expérience du mouvement inhérent à travers de nombreux exemples — la fluctuation de la température et l'humidité, les cycles du jour et de la nuit, le changement des saisons dans l'année. Nous pouvons apprécier une bonne partie de la mobilité de la nature car elle interagit avec la structure solide du monde des particules — le vent penche les brins d'herbes, les courants d'eau modèlent les rivières et les fleuves, la croissance des plantes et des arbres égaye la terre.

Nous ne pouvons pas sentir, toucher, ressentir ou goûter beaucoup de ces modèles changeants de la nature de la même façon que nous le faisons avec le monde de la structure et des objets, mais cela ne les rend pas moins signifiants dans nos vies. Beaucoup de ces évolutions sont trop lentes (la formation des montagnes), trop rapides (le mouvement des électrons) trop grandes (les courants dans l'océan) ou trop petites (le mouvement cellulaire dans le corps) pour pouvoir les observer directement, mais cependant nous savons qu'ils existent.

LA VISION ÉLARGIE DU CORPS HUMAIN

Depuis des milliers d'années, les cultures orientales ont développé et travaillé avec des systèmes s'adressant directement à ces modèles subtils dans la nature qui agissent sur nos corps et qui sont souvent perçus à travers l'observation subjective et l'expérience. L'expérience subjective des «scientifiques» orientaux n'est pas totalement étrangère à la science occidentale. En physique moderne, les chercheurs trouvent que leurs attitudes et leurs espérances influent sur le résultat d'expériences «objectives» indiquant un contact étroit entre les mondes objectifs et subjectifs. En médecine, nous commençons juste à comprendre l'importance de notre nature subtile, notre relation à elle, et les moyens de l'évaluer et de l'équilibrer.

Pendant le premier séminaire d'acupuncture que j'ai suivi en 1971, un homme de 70 ans environ vint voir le Professeur J.R. Worsley pour une affection de la main droite l'empêchant de fermer complètement son poing. Il avait ce problème depuis plus de 10 ans, pendant lesquels il avait été examiné par un nombre important de médecins et dans différents centres médicaux. Aucun traitement ne l'avait aidé.

Je n'ai pas vu le traitement d'acupuncture lui même,

mais j'étais présent quand il sortit en marchant de la salle de consultation, fermant sa main complètement pour la première fois depuis 10 ans. Il était aux anges. Je faisais partie de quelques étudiants en acupuncture qui l'interrogeaient fébrilement sur le traitement : où avaient été placées les aiguilles et si cela faisait mal ? J'appris qu'il avait seulement utilisé une aiguille et qu'elle avait été placée sur les tissus mous de la jambe opposée. L'aiguille fut laissée 10 secondes environ, pendant lesquelles le patient n'avait aucune douleur. En écoutant le récit de ce traitement, mon esprit était prêt à exploser ; rien dans mon expérience médicale ne pouvait expliquer ce que je venais d'entendre. Peu de temps après cela, je m'engageais dans l'étude de l'énergie et de notre nature subtile. Le combat pour résoudre le conflit apparent entre ma propre formation scientifique et l'enseignement des modèles médicaux orientaux et énergétiques a été à la fois défi et création. Et je crois que mon expérience dans ce domaine n'est pas étrangère à beaucoup de médecins et de praticiens de la santé élevés et entraînés dans les traditions occidentales. Il est important de voir, qu'au-delà de ce combat, une nouvelle compréhension du corps humain émerge avec un modèle de santé et de guérison plus complet. C'est au service de cette vision élargie que j'ai écrit « Passerelles Internes ».

VUE D'ENSEMBLE DU MODÈLE ÉNERGÉTIQUE OPÉRATIF

Les modèles et l'évolution du mouvement qui se produisent dans le corps humain sont excessivement complexes. Pour que la connaissance de ces modèles soit utilisable, j'ai simplifié, peut être trop simplifié, l'image totale en la divisant en ensembles fonctionnels. Ces ensembles ont été rassemblés afin de créer une grille ou une structure à partir de laquelle j'organise mon savoir et mon expérience et qui permette de l'élargir.

Le modèle énergétique humain est composé de trois unités fonctionnelles : premièrement, le champ énergétique de base non organisé, deuxièmement, le courant de mouvement vertical, conduit à travers le corps qui nous oriente dans notre environnement, et troisièmement, les courants internes du corps qui existent à cause de l'unité unique et individuelle du corps et qui nous aident à nous organiser en discrètes unités fonctionnelles. Ce dernier modèle — les courants énergétiques dans le corps — est divisé encore en trois niveaux : les courants profonds passant à travers les os et le squelette, les courants moyens à travers les tissus mous du corps ; et le niveau superficiel de vibration sous la surface de la peau. Tous ces courants et ces vibrations s'entremêlent et sont en étroite relation, mais ils ont une autonomie suffisante qui permet de délimiter des fonctions spécifiques et de reconnaître les caractéristiques discrètes de chacun des 3 niveaux.

AMPLIFICATION DU MODÈLE

Dans ce livre, j'ai choisi d'élargir et d'amplifier le modèle de base à partir du yoga et de l'acupuncture et d'indiquer comment la connaissance de ces systèmes nous renvoie au modèle énergétique de base. Beaucoup d'autres systèmes de guérison naturelle — homéopathie, les croyances de l'hawaien Kahuna, la mythologie des indiens d'Amérique, pour n'en nommer que quelques-uns — pourraient aussi être reliés à ce modèle et pourraient élargir encore son utilité potentielle.

MISE EN ŒUVRE DU MODÈLE

La métaphore que j'utilise («passerelles») semble grandement appropriée pour considérer le corps en terme de composants structuraux et énergétiques. Les passerelles à l'intérieur de chacun de nous établissent des connections entre notre structure et notre nature vibratoire. Ces passerelles nous relient à l'ensemble de la nature et il existe des passerelles par l'intermédiaire desquelles une personne peut contacter la vibration et la structure d'une autre personne. J'ai montré que les champs vibratoires et les courants peuvent être contactés de différentes façons : avec les mains, avec les aiguilles, avec des intermédiaires physiques variés (chaleur, froid, ultrasons) avec des postures du corps (Hatha Yoga), avec la visualisation, la méditation, le jeûne, etc. Mon intérêt personnel s'est porté sur l'usage des mains et l'établissement d'un contact direct avec la structure physique et les composants vibratoires.

En utilisant le mouvement (traction, pression, inclinaison, torsion) et en utilisant le non mouvement (les fulcrums), nous pouvons sentir le corps d'une autre personne s'étirer et résister quand il est mis en rapport avec nos forces. Nous pouvons évaluer sa clarté, sa densité et sa souplesse. Une certaine quantité de mouvement ou de souplesse du corps énergétique est nécessaire pour une santé optimale. Pas assez de souplesse donne une rigidité, un manque de réponse, et une prédisposition à ces blessures inhérentes à toute structure cassante ou rigide. Trop de mouvement donne une instabilité, un manque de pouvoir personnel, une suggestibilité et une quirielle de blessures propres aux structures hypermobiles.

Les caractéristiques de l'énergie d'une personne peuvent être évaluées de façon plus précise en étudiant la vitesse à laquelle elle répond à nos aiguilles, nos pressions et nos fulcrums — avec quelle rapidité la personne manifeste des REM (mouvements rapides des yeux) ou des modifications respiratoires — ou si elle montre des signes énergétiques en rapport avec les stimuli énergétiques. Les parties du corps où se manifestent les excès ou les déficits donnent également des idées supplémentaires sur le monde interne de cette personne. Par exemple, à travers notre grille de lecture énergétique : la sécurité est reliée à la ceinture pelvienne, la sexualité au sacrum, le pouvoir à la région lombaire, la colère et la frustration aux hanches et aux mâchoires, la compassion au cœur, la tristesse à la poitrine, la créativité à la gorge et l'intuition au 3e œil. Ce sont des généralisations sommaires, mais elles sont utiles afin de nous amener directement à la nature émotionnelle-physique (énergétique) de la personne.

De la même façon qu'il y a plusieurs manières d'évaluer le corps énergétique d'une personne, il y a différentes façons de l'équilibrer et le nettoyer. Nous pouvons citer le travail corporel, l'acupuncture, la phytothérapie, la thérapie par le mouvement, «l'énergy balancing direct» et la visualisation. Les réponses involontaires des patients au mouvement énergétique sont un fait commun à toutes ces approches et elles permettent de contrôler objectivement le processus. Dans les systèmes d'équilibrage (balance) du corps à l'aide de nos mains, celles-ci sont un précieux allié nous transmettant ce que nous ressentons réellement.

Tous ces guides apportent un élément tangible au

travail énergétique et nous enracinent, évitant ainsi d'être flottants et vagues, soumis aux distorsions de notre imagination. Ces guides nous aidant, le travail énergétique devient beaucoup plus solide et utile si une compréhension théorique des réponses involontaires du patient (tels que des apnées, hyperpnées, REM) et des relations entre vibration et mouvement dans le corps physique a été enregistrée.

APERÇUS COMPLÉMENTAIRES SUR LA MALADIE

Si on accepte l'énergie comme faisant partie de la santé et de la maladie, il est évident que toute maladie a une manifestation énergétique et qu'il est possible de l'expliquer en terme de «déséquilibre énergétique».

Cependant, il est malhonnête de prétendre que tous les problèmes sont d'origine énergétique dans la nature de même qu'il est malhonnête de prétendre que tous les problèmes sont d'ordre physique dans la nature. Par exemple, il n'y a pas de doute qu'il y a une composante énergétique dans une fracture de cheville, mais la pathologie structurelle primaire est osseuse et non la rupture de voies énergétiques. Le traitement primordial est médical, le secondaire est énergétique. A l'opposé, un problème fonctionnel, tel que l'asthme ou la colite, peuvent avoir une composante médicale mais la pathologie primaire est, le plus souvent, la réponse à la vie stressante. Dans ce cas, le traitement fondamental peut être énergétique ou psychologique et le traitement symptomatique allopathique.

Les systèmes de santé naturels et le modèle de santé allopathique recouvrent souvent des besoins différents.

Plutôt que de s'exclure mutuellement, ils peuvent être utilisés de façon complémentaire. Ils représentent différents chapitres du même livre de santé et d'holisme.

LE DÉROULEMENT DE LA VIE ET L'ÉPANOUISSEMENT

J'ai écouté récemment une présentation de Psychologie Holistique Profonde par le Dr Ira Progoff. Selon Progoff, la partie inconsciente de notre mental ne représente pas seulement «les refoulements» comme l'a décrit Freud ni «l'inconscient collectif» de Carl Jung mais elle contient aussi une partie du potentiel qui doit encore fleurir.

Progoff assimile cet inconscient potentiel à la graine d'une plante dont la croissance est déterminée, non pas par les expériences déjà vécues, mais par les buts téléologiques de l'espèce. Cette partie du mental est inconsciente non pas parce qu'elle est réprimée, mais parce que le temps n'est pas encore venu pour son épanouissement. L'épanouissement a son propre emploi du temps. Au fur et à mesure de l'évolution de la vie, le futur enfoui va émerger.

Écoutant Progoff, il me semblait évident que, à l'heure de se manifester, ce serait à travers le cadre de la vision du moment du monde, la vibration et les structures présentes que la graine se manifesterait dans l'ensemble corps-âme-esprit. L'épanouissement du potentiel à l'intérieur de l'inconscient suit un ordre naturel pouvant être comparé à la compréhension, en Yoga, de l'activation des principaux chakras du corps. Dans les deux cas, «l'épanouissement» est manifesté à travers l'environnement de l'ensemble corps-âme-esprit tel qu'il existe à ce moment particulier.

Dans l'Inde ancienne, l'aspirant yoga passe de nombreuses années de purification interne afin de se préparer à l'activation des chakras, par l'éveil de la Kundalini. La lumière intérieure résultant de cette préparation aidait la personne à recevoir l'énergie amplifiée dans son corps, minimisant les Kriyas et toute maladie, confusion ou psychose qui pourrait en découler.

Aujourd'hui, dans notre culture, il y a en général une préparation moins importante pour l'activation des chakras ou l'ouverture de l'évolution profonde de l'inconscient telle celle décrite par Progoff. Pour certains les événements de la vie sont faciles, naturels et presque sans effort ; pour d'autres, ils peuvent être traumatisants, effrayants, aliénants, ou perturbants. La luminosité de l'ensemble corps-âme-esprit à travers laquelle se manifeste cet épanouissement est une des variables affectant la réaction des gens à cet événement. Si la personne est bien maintenue et nourrie, libre de conflits majeurs, libre de déformations et de négativité, elle a l'opportunité de s'épanouir de façon naturelle et ordonnée. L'énergie va vibrer librement à travers tout son corps et la graine de l'inconscient va fleurir, plus épanouie.

REGARDONS VERS LE FUTUR

Nous ne pouvons pas changer la nature des graines d'épanouissement de notre potentiel ou celle de nos patients, mais nous pouvons influencer les vibrations du corps subtil et les moyens à travers lesquels les événements de la vie vont s'épanouir. De même que la préparation interne du Yogi facilite la douceur de l'ouverture des chakras, l'harmonisation et l'équilibration des vibrations du corps subtil ont une fonction semblable, reliée au comportement manifesté par la fleuraison de l'inconscient.

A travers la connaissance et la pratique des énergies du corps et des passerelles internes, nous pouvons être au service de nous-même et des autres dans l'épanouissement de la vie.

A propos de l'auteur

Fritz Frederic Smith, M.D. a été diplômé du collège des médecins et chirurgiens ostéopathiques en 1955 et du collège de médecine de Californie en 1961. Il est titulaire d'une maîtrise du collège de médecine chinoise de Grande Bretagne. Il pratique l'ostéopathie cranienne; il est certifié en rolfing (en non-activité); il est acupuncteur certifié pour la Californie; examinateur lors des examens d'acupuncture en Californie; il est membre du bureau et enseignant à l'Institut d'Acupuncture Traditionnelle du Maryland à Columbia.

Docteur Smith est le fondateur du «Zéro balancing», système d'acupressure structurel. Autrefois médecin généraliste, il pratique maintenant uniquement l'acupuncture chinoise traditionnelle, l'ostéopathie, et le Zéro balancing.

ACHEVÉ D'IMPRIMER
EN OCTOBRE 1991
PAR L'IMPRIMERIE
DE LA MANUTENTION
A MAYENNE
N° 350-91